患者さんと家族のための

よくわかる口腔がん治療

監修
片倉 朗

著
石崎 憲
大久保 真衣
大屋 朋子
戒田 篤志
川口 美喜子
小林 隆太郎
柴原 孝彦
野村 武史
三浦 雅彦
光藤 健司
山城 正司

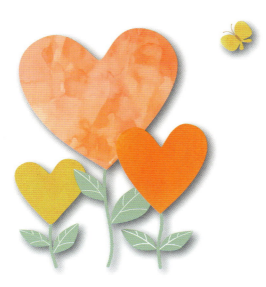

INTERACTION

はじめに

　2018 年現在で、日本では男性の 2 人に 1 人、女性の 3 人に 1 人が「がん」に罹っています。がんの中で大腸がん・肺がん・乳がんなどに罹る方がもっとも多く、そのためにそれらの検診も積極的に進められています。しかし、口の中にも他の臓器と同様に「がん」ができるということは、多くの方には知られていません。舌・歯肉・頬粘膜などの口の中にできる「がん」は「口腔がん」としてまとめられていて、臓器別の発生でみると 12 ～14 番目に位置し、「稀少がん」として扱われています。しかし、国立がん研究センターの統計で「口腔・咽頭がん」としてみてみると年間に約 8,000 人の方に発生している病気です。

　口は「食べる」、「味わう」、「感じる」、「話す」、「息をする」という機能を持つからだの 1 つの器官です。いいかえると、小さい容積でありながら「消化器」、「感覚器」、「運動器」、「呼吸器」の機能を備えている器官です。特に消化の最初の段階を担い、食べ物を咀嚼して飲み込ませるという生きるための栄養を確保するとても大事な役目を果たしています。

　口にがんができると、どのようなことになるのでしょうか？実はこれまで、病状や治療法などを含めて一般の方にまとめて説明した情報が少ないのが現状でした。そこで本書では、「口腔がん」を扱うエキスパートの方々から診断や治療、予後やリハビリテーション、治療を受けるにあたって知っておいたほうがよいことなどを、最新の情報で解説して頂いています。

　本書が多くの方に「口腔がん」を理解して頂き、これからその治療を受けることになった方やそのご家族には、病気と向かい合うにあたり不安を少なくするための情報としてお役に立つこと願っています。

2019 年 9 月　片倉　朗

もくじ

はじめに………………………………………………………………2

著者一覧………………………………………………………………6

Part 1　口腔がんってどんな病気ですか？ …………………7

Chapter 1　口腔がんの現状を教えてください（解説：片倉 朗）…8

Chapter 2　口の構造と働きを教えてください（解説：片倉 朗）　11

Chapter 3　口腔がんはどうしてできるのでしょうか？

（解説：片倉 朗）　14

Part 2　口腔がんが気になる方へ …………………………… 19

Chapter 1　口腔がんの症状を教えてください（解説：片倉 朗）　20

Chapter 2　口腔がんの検査方法を教えてください

（解説：片倉 朗）　26

Part 3　口腔がんと診断された方へ ………………………… 29

Chapter 1　診断から治療までの流れを教えてください

（解説：柴原孝彦）30

Chapter 2　口腔がんはどのように進行するのでしょうか？

（解説：柴原孝彦）33

Chapter 3　口腔がんにはどんな種類があるか教えてください

（解説：柴原孝彦）37

Chapter 4　口腔がんのステージ分類を教えてください

（解説：柴原孝彦）39

Chapter 5　口腔がんの治療法を教えてください

（解説：柴原孝彦）44

Part 4　これから手術を受けられる方へ …………………………… **49**

Chapter 1　口腔がんではどのような手術が
行われるのでしょうか？　　　　（解説：柴原孝彦）**50**

Chapter 2　手術に際して、どのようなことが行われる
のでしょうか？　　　（解説：野村武史・大屋朋子）**57**

Chapter 3　手術の合併症にはどのようなものがあるか、
教えてください　　　　　　（解説：野村武史）**64**
　　　　　▶ナースコールボタンは何度も押していいもの？　**67**

Chapter 4　手術によって後遺症や機能障害が生じることは
ありますか？　　　　（解説：野村武史・石崎 憲）**68**

Chapter 5　手術後にはどんなリハビリテーションをする必要が
ありますか？　　　　　　　（解説：野村武史）**73**

Chapter 6　退院後に注意すべきことがあれば教えてください
　　　　　　　　　　　　　　　（解説：野村武史）**78**

Chapter 7　口周辺に運動障害が出たときのリハビリテーションを
教えてください　　　　　　（解説：大久保真衣）**79**

Chapter 8　手術後は経過観察が必要とのことですが、
どういったことでしょうか？　　（解説：山城正司）**82**

Chapter 9　再発や転移した場合は、どのように対応すれば
よいのでしょうか？　　　　　（解説：山城正司）**84**

Part 5　手術以外の治療を受けられる方へ ……………………… **87**

Chapter 1　薬物療法とはどのような治療法でしょうか？
　　　　　　　　　　　　　　　（解説：光藤健司）**88**

Chapter 2　放射線療法とはどのような治療法でしょうか？
　　　　　　　　　　　（解説：三浦雅彦・戒田篤志）**96**

Chapter 3　化学放射線療法とはどのような治療法でしょうか？
　　　　　　　　　　　　　　　（解説：光藤健司）**100**

　　　　　▶動注化学放射線療法の効果　　　　　　**102**

Chapter 4 セカンドオピニオンの受け方を教えてください

（解説：山城正司）**103**

Part 6 ご存知ですか？
口腔がんの治療に利用できる高額療養費制度 …………　**105**

Chapter 1 高額療養費制度について教えてください

（解説：小林隆太郎）**106**

Chapter 2 高額療養費についての相談窓口を教えてください

（解説：小林隆太郎）**114**

Part 7 口腔がん治療後の充実した食生活のために …………　**117**

Chapter 1 治療後の食生活はどのようにすれば
よいでしょうか？　　　　（解説：川口美喜子）**118**

Chapter 2 口腔がんの治療後におすすめ！
簡単でおいしい料理メニュー（解説：川口美喜子）**123**

＊　　＊　　＊

コラム　私の口腔がん体験記

１．なによりも「早く診察を受ける」ことが大事です…………　**28**

２．心のリハビリテーション……………………………………　**86**

３．人生の喜びを、１つ１つ重ねていこう……………………　**116**

参考文献・出典一覧…………………………………………………　**128**

著者一覧

【監著】

片倉 朗　　　（東京歯科大学 口腔病態外科学講座 教授）

【著】

石崎 憲　　　（東京歯科大学 老年歯科補綴学講座 准教授）

大久保 真衣　（東京歯科大学 口腔健康科学講座
　　　　　　　　　　　　　　摂食嚥下リハビリテーション研究室 准教授）

大屋 朋子　　（東京歯科大学 市川総合病院 歯科・口腔外科 主任歯科衛生士）

戒田 篤志　　（東京医科歯科大学 口腔放射線腫瘍学分野 助教）

川口 美喜子　（大妻女子大学 家政学部食物学科 教授）

小林 隆太郎　（日本歯科大学附属病院 口腔外科 教授）

柴原 孝彦　　（東京歯科大学 口腔顎顔面外科学講座 教授）

野村 武史　　（東京歯科大学 オーラルメディシン・口腔外科学講座 教授）

三浦 雅彦　　（東京医科歯科大学 口腔放射線腫瘍学分野 教授）

光藤 健司　　（横浜市立大学大学院 医学研究科 顎顔面口腔機能制御学 教授）

山城 正司　　（NTT東日本関東病院 歯科口腔外科 部長）

（50音順）

口腔がんってどんな病気ですか？

Chapter 1

口腔がんの現状を教えてください

解説 片倉 朗（東京歯科大学 口腔病態外科学講座 教授）

❶ 口腔がんの患者数・死亡者数

がんは日本人の死亡原因の第1位で、その発生には生活習慣も関わり、今や国民の2人に1人はがんに罹患すると報告されています（**図1**）。

国立がん研究センターのがん登録・統計によると、日本で2016年に新たにがんと診断された患者さんは約99万5千人（男性：56万5千人、女性、43万人）で、2017年にがんで死亡した方は約37万3千人（男性：22万人、女性：15万3千人）です。臓器別に見ると、大腸がん、肺がん、胃がん、乳がん（女性）、前立腺がん（男性）の順に多くなっています。

口腔がんは、統計調査のうえでは「口腔・咽頭がん」として取り扱われ、罹患患者数は15番目で、年間約2万人の患者さんが発生しています。そのうち口腔がんは約8千人と見られています（**図2**）。

また、口腔がんの男女別の死亡率を見てみると、男性は10万人あたり約9人（大腸がんは45人、肺がんは87人）、女性は10人あたり3人（大腸がんは37人、肺がんは33人）が亡くなっていて、男性の死亡率が高くなっています。

口腔がん患者さんの男女比は3：2と男性に多く、年齢的には60歳代がもっとも多くなっています。他の部位のがんと同じように、人口の高齢化に伴って口腔がんの患者数も増加する傾向にあります。

また、最近では若い年齢の方や女性の患者さんが増える傾向が見られ、20歳代前半の女性にも発生しています。

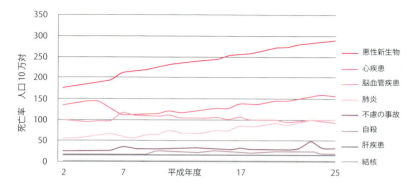

図1 おもな死因別の死亡率の推移（厚生労働省 平成25年人口動態統計 月報年計（概数）の概況のデータより作成）。

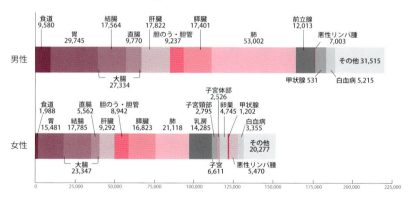

図2 部位別・がんの死亡数（2017年／国立がん研究センター がん対策情報センター「がん登録・統計」より作成）。

2 口腔がんにはどんな治療が行われる？

　治療方針は、口の中でがんができている場所や進行度などを総合的に判断して決定されます。一般的には、

- 手術
- 放射線療法
- 抗がん薬治療

を、単独または組み合わせて治療を行います。

　また、首のリンパ節に転移がある場合は、首のリンパ節を切除する頸部^{けい ぶ}郭清術^{かくせい}を行います。がんで切除しなければならない範囲が広い場合では、その部位を再建するために、体の他の部位から皮膚・筋肉・骨などを移植する手術を行うこともあります。

　がんができた場所や進行度にもよりますが、口腔がんの5年生存率は60〜70%です。しかし、初期の口腔がんでは多くの患者さんが治癒し、5年生存率は90%以上です。

Chapter 2
口の構造と働きを教えてください

解説 片倉 朗（東京歯科大学 口腔病態外科学講座 教授）

　口腔は消化管の入り口で、唾液を分泌して食物を噛み砕いて（咀嚼）、味わい、飲み込む（嚥下）機能を持ちます。また、口唇・舌やその周囲の筋肉の動きによって言葉を発声する機能があり、さらに息を吸ったり吐いたりする機能も持っています。すなわち、口腔は消化器、感覚器、呼吸器の機能を持っている臓器といえます。

　これらが機能するために、口腔は歯や上下のあごの骨の硬い組織、粘膜で覆われている口唇、頬、歯肉、口蓋、舌、口底があり、それらの下に筋肉や血管、感覚や運動のための神経、唾液を分泌する唾液腺などが存在します。これらが連絡しあって口腔は複雑に動くことができて、その機能を果たしています（**次ページ図3、4**）。

　口の中を覆っている粘膜は皮膚などと同じ重層扁平上皮であり、角化細胞という細胞で構成されています。角化細胞は粘膜の下の層で発生し、約2週間かけて成長しながら表面に移動して、おもに食物を食べた時に剝がれ落ちて新陳代謝が行われています（**次ページ図5**）。

Part 1 口腔がんってどんな病気ですか？

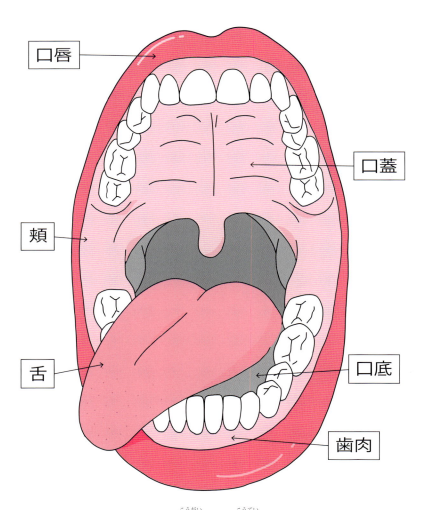

図3 口腔は、口唇、頰、歯肉、口蓋（こうがい）、舌、口底（こうてい）などで構成されています。

12

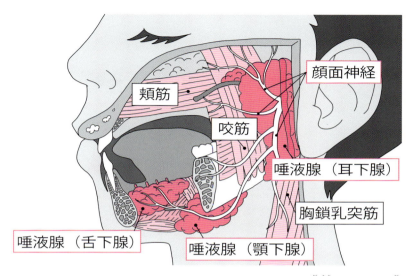

図4 口腔の断面。筋肉や血管、感覚や運動のための神経、唾液を分泌する唾液腺などが存在します。

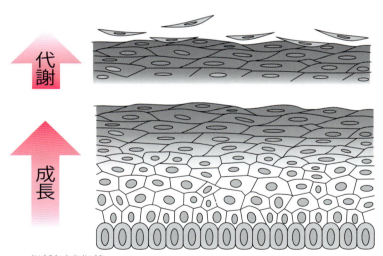

図5 重層扁平上皮の断面。

Chapter 3

口腔がんは
どうしてできるのでしょうか？

解説 片倉 朗（東京歯科大学 口腔病態外科学講座 教授）

　がんは、その発生組織から、大きく『上皮性』と『非上皮性』に分類されます。上皮性組織には、皮膚や消化管（口腔、食道、胃、大腸など）粘膜などが含まれ、非上皮性組織には、筋肉や骨などが含まれます。

　上皮性の悪性腫瘍には、『がん腫』あるいは狭義の『がん』という言葉が用いられます。口腔がん、大腸がん、胃がんなどのがんは狭義の意味でのがんです。非上皮性の悪性腫瘍は『肉腫』といわれます。骨や平滑筋の悪性腫瘍は骨肉腫、平滑筋肉腫です。がんと肉腫を総称して、広義の『がん』という言葉が用いられています。

　口腔がんは、他の臓器でがんが発生するのと同じ仕組みで発生します。口腔がんは、口腔を覆う粘膜に発生するがん（扁平上皮がん）がその大半を占めます。また、唾液腺に発生する唾液腺がんや、粘膜の中の組織に発生する悪性黒色腫や肉腫などもありますが、ここではもっとも多い粘膜に発生するがんについて、その発生のメカニズムを説明します。

◼ そもそも『がん』とは？

　腫瘍は、体を構成している細胞の一部にさまざまな要因で異常が起こって、今まで一定のリズムで細胞分裂による細胞の増殖や消失、また機能の維持がコントロールされていたものが、無秩序に細胞が増殖して健常な状態を維持できなくなった「できもの」のことです。この状態のうち、がん（悪性腫瘍）といわれる「できもの」には、以下の3つの特徴があります。

①**自律的な増殖**……がんの細胞は、正常な新陳代謝の都合を無視して、自分勝手にはやいスピードで増殖し続けて止まることがありません。

②**浸潤と転移**……がんの細胞は、周囲組織にしみ出るように広がり（浸潤）ながら、リンパ流や血流にのって体のさまざまな部位に飛び火（転移）して、新たながんの病巣をつくってしまいます。

③**悪液質**……がんの病巣は、正常な組織が必要とする栄養をお構いなしに奪ってしまい、その結果、体が衰弱してしまいます。

このような特徴がある「できもの」を『がん』、『悪性腫瘍』、『悪性新生物』と称しています。

一方、『良性腫瘍』は比較的ゆっくりしたスピードで大きくなり、浸潤や転移する性質はなく、手術で確実に切除すれば命にかかわる病状になることはあまりありません。

❷ 口腔がんが発生する仕組みと、リスクとなる要因

がんは、自分が持っている正常な細胞の遺伝子が傷つくことによって発生する病気です。細胞の遺伝子が傷つくことによって正常な細胞分裂のしくみが崩れて、先に述べたような変化が起こります。一部の胃がん、子宮頸がん、咽頭がんなどの一部のがんでは細菌やウイルスの感染が発生の背景にありますが、がんが発生するには長期間にわたってその他のさまざまな原因が影響しています。

私たちの体の中では、細胞の遺伝子異常は毎日起っていて、1日に約3,000 〜 5,000 個のがん細胞ができるといわれています。しかし、それら異常な細胞の多くは自分の持つリンパ球などの免疫細胞によって駆除されて、病気が発生するまでには至りません。この免疫という監視・防御するシステムがあるため簡単にはがんにならないのですが、長期間にわたり遺伝子の異常が繰り返される中で、免疫を逃れた異常な細胞はがん細胞となります。とはいえ、たった1個のがん細胞が、検査でわかるほどの病変の大きさになるには 10 〜 20 年が必要です。

正常な細胞が変異を起こし、発がんするまでにはいくつかの段階を経ますが、きっかけは発がん物質（放射線、紫外線、化学発がん物質、ウイルス、活性酸素など）が正常細胞の DNA を傷害すること、あるいは DNA を複

製する時のエラーで細胞の中にある核酸に異常が生じることです。口腔がんの場合は、その後に喫煙、過度の飲酒、歯の鋭縁、口腔衛生不良などが長期間反復して作用することで、がん細胞が成立する遺伝子変化が起きます。

また、遺伝子の中にはがん細胞の細胞増殖を促進するもの、抑制するものがあります。これらの細胞は、がん細胞の増殖のアクセルとブレーキの役目を果たし、『がん遺伝子』、『がん抑制遺伝子』といわれています。特にがん抑制遺伝子の働きが弱まると、がんが進行します。口腔がんでは、正常な口腔粘膜が、過形成（上皮の異常な増生）、異形成（前がん病変）、上皮内がんの過程を経て、浸潤がんになることがわかっています（**図6**）。

このように、がんは
- 突然変異が蓄積されること
- 免疫の機能が衰えていること
- いくつかの段階を経ること

から、発生までに時間がかかります。年齢の高い人にがんが多く発生するのは、これらのことが関わっているからです。

正常細胞 → 異常な細胞 → がん化 → 腫瘍形成 → 転移・浸潤

遺伝子の傷

異常な細胞が増えたり周囲に広がる

がん細胞がかたまりとなり、周囲に広がったり移動しやすくなる

さらに遠くの組織や臓器に広がる

放射線、紫外線、化学発がん物質、ウィルス、活性酸素など

喫煙、過度の飲酒、歯の鋭縁、口腔衛生不良などが長期間反復して作用

図6 正常な細胞が、がん化し、転移・浸潤に至るまでの流れ。

3 口腔がんは予防できるか？

がんの予防には、
①がんになる人を減らす（一次予防）
②がんから治る人を増やす（二次予防）
③治療後に元気に過ごせる期間を延ばし、苦痛を軽減する（三次予防）
の3つの段階があります。一般的にいわれている予防は①と②でしょう。

1）一次予防

　一次予防はすべてのがんに共通するもので、国立がん研究センターでは、表1に示すように喫煙、飲酒、食事、身体活動、体形、感染に関する内容をがんの予防法として提唱しています。国際がん研究機関（IARC）の調査では、このうち喫煙と飲酒は口腔がんの確実なリスク因子であると報告しています。

　国立がん研究センターの予防研究グループの2016年の報告では、男性

表1　現状において日本人に推奨できる科学的根拠に基づくがん予防法。

喫煙	・たばこは吸わない。 ・他人のたばこの煙をできるだけ避ける。
飲酒	飲むなら、節度のある飲酒をする。
食事	偏りなくバランスよくとる。 ● 塩蔵食品、食塩の摂取は最小限にする。 ● 野菜や果物不足にならない。 ● 飲食物を熱い状態でとらない。
身体活動	日常生活を活動的に過ごす
体形	成人期での体重を適正な範囲に維持する（太りすぎない、やせすぎない）。
感染	肝炎ウイルス感染の有無を知り、感染している場合はその治療の措置をとる。

（国立がん研究センターホームページ「科学的根拠に基づくがん予防」より作成）

Chapter 3　口腔がんはどうしてできるのでしょうか？

の喫煙者は非喫煙者に比べて口腔・咽頭がんになるリスクが 2.4 倍増加し、累積喫煙指数（紙巻きたばこの 1 日の喫煙箱数×喫煙年数）が 60 以上のグループは非喫煙者に比べて口腔・咽頭がんになるリスクが 4.3 倍増加していました。また、男性でお酒を飲まないグループに比べ、週に 1 回以上飲酒するグループは口腔・咽頭がんの罹患リスクが 1.8 倍増加していました。さらに、週に 300 グラム以上（1 日平均 4 合以上）お酒を飲むグループでは、罹患リスクは 3.2 倍増加していました。筆者が所属する東京歯科大学の口腔外科の調査でも、ほぼ同様の結果が得られています。

2）二次予防

　二次予防とは、端的にいえば早期発見・早期治療によって、がんで最悪の事態にならないようにすることです。

　早期発見には検診が重要です。現在、科学的根拠に基づいて各市町村の住民検診で行われるがん検診は、胃（胃エックス線）、子宮頸部（細胞診）、乳房（触診とマンモグラフィー）、肺（胸部エックス線と喀痰）、大腸（便潜血検査、内視鏡）の検診です。これらの検診で 1 万人あたり 5 〜 20 人程度のがんが発見されています（2007 年／国立がん研究センターがん情報サービス調べ）。

　口腔がんの検診に関しては、残念ながら全国的にわずかな市町村のみでしか行われていません。しかし、最近では地域の歯科医師会や基幹病院の歯科口腔外科が中心となり、その地域の実情に見合った口腔がん検診が普及しつつあります。東京歯科大学口腔外科では 25 年間にわたり千葉県・埼玉県・東京都内で口腔がん検診を行っていますが、他の検診と同様に 1 万人あたり 1 〜 2 人の口腔がんが見つかっています。

　また、一般の歯科診療所で日常的に検診を受けることも可能です。かかりつけの歯科診療所の定期的な歯科検診で、虫歯や歯周病だけでなく、口の中全体に異常がないかを歯科医師に見てもらうことが、口腔がんの検診にもなります。実際、大学病院など口腔がんの治療を行う医療機関を訪れる患者さんは、歯科診療所で異常が見つかり紹介によって来院される方が大半です。検査が必要な病変があった場合には、大学病院や基幹病院など専門医がいる医療機関に紹介してもらい精査を受けることが、早期発見・早期治療へとつながります。

口腔がんが気になる方へ

Chapter 1

口腔がんの症状を教えてください

解説 片倉 朗（東京歯科大学 口腔病態外科学講座 教授）

■1 口腔がんが発生する場所

　口の中を覆う粘膜は、扁平上皮という皮膚と同様の上皮組織です。口腔からつながる咽頭や食道も、同じ上皮で覆われています。この上皮から発生するがんを『扁平上皮がん』といいます。口腔に発生するがんは、90％以上が扁平上皮がんです。

　口の中は6つの部位に分けられています。口腔がんは発生した部位によって、

- 舌がん
- 上顎歯肉がん（上あごの歯ぐきのがん）
- 下顎歯肉がん（下あごの歯ぐきのがん）
- 頬粘膜がん（頬のがん）
- 口底がん（舌の下のがん）
- 硬口蓋がん（口の天井のがん）

に分けられ、細かく治療法が異なってきます。舌にできたがんは、「口腔がんの中の舌がんで、扁平上皮がん」ということになります。

2 早期口腔がんの症状

Chapter 1 で述べたように、口腔がんはさまざまな過程を経て発生します。早期の口腔がんは、いわゆる前がん病変を経て成立すると考えられています。ここでは、前がん病変と早期がんに分けて説明します。

1）口腔の前がん病変

口腔に発生する前がん病変とは、その病変自体はがんではありませんが、『時間の経過とともに口腔がんになる可能性が高い状態に粘膜が変化している状態』です。前がん病変としては、白い斑状の『白板症』と、赤くただれた状態の『紅板症』があります。

①白板症

舌の縁、上下の歯肉、頬粘膜、硬口蓋、口底などにできます。粘膜の一部が肉眼でわかるくらい白く変化して、こすっても剝がれることはありません（**図7**）。また、痛みなどは伴いません。そのままにしておくと5〜10％程度でがんに変化します。特に白さに濃淡がある、厚みがある、境界が不明瞭である場合は要注意です。

他の病気との鑑別も大切ですので、精査しておく必要があります。

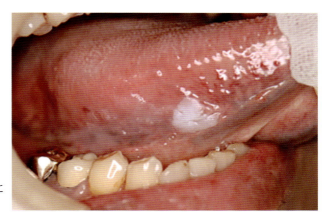

図7 舌の側面に見られる白板症。

②紅板症

　舌の縁、上下の歯肉、頬粘膜、硬口蓋、口底などにできます。粘膜の表面がただれたように赤くなり、痛みや出血を伴うこともあります（**図8**）。そのままにしておくと60％程度でがんに変化します。また、すでに一部ががん化していることもあります。他の病気との鑑別も含めて、早めに精査しておく必要があります。

2）早期がんの症状

　早期の口腔がんは痛みなどの自覚症状を伴うことはほとんどないため、自分で見つけることは困難です。また、早期の口腔がんはさまざまな形で現れるので、一般の方はそれが病的な変化かどうかは判断できないでしょう。したがって、歯科医師による肉眼的な観察により、精査が必要か否かを判断してもらうことになります。

　口の中で以下のような症状がある場合は、歯科医師の診察を受けましょう（**図9**）。

- 白く剝がれない病変
- いびつで赤みが強い口内炎のような病変
- ２週間以上治らない潰瘍や傷
- 表面は正常でも次第に大きくなるしこり
- 抜歯の後に肉が盛り上がってきた
- 口唇や舌がしびれてきた

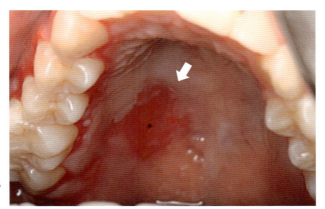

図8 口蓋に見られる紅板症。

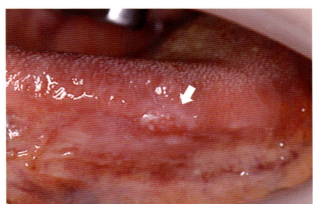

図9a 初期の舌がん。

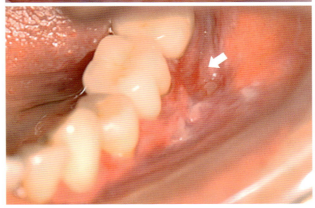

図9b 初期の歯肉がん。

Chapter 1 口腔がんの症状を教えてください

23

❸ 進行した口腔がんの症状

Chapter 1 で述べたように、がんは周囲の組織に浸潤しながら進行します。口腔は粘膜の下に筋肉や骨がありますが、舌がんでは舌の筋肉内へ、歯肉がんでは上顎骨（上あごの骨）や下顎骨（下あごの骨）の中に浸潤して大きくなっていきます。

早期の口腔がんでは自覚症状はあまりありませんが、進行すると、口の機能に支障を来すことになります。発生した部位によってその症状は異なりますが、以下にあげるような症状が見られます（**図10**）。

- 口が開きにくい
- 舌が動きにくい、飲み込みにくい
- 歯が動揺する
- 病変部に食べ物などが触れると痛い
- 出血する
- 口臭が強くなる
- 口唇や舌がしびれている

また、見た目には、粘膜の白斑、ただれ、潰瘍、腫れ、噴火口状の盛り上がりなどのような変化が見られます。

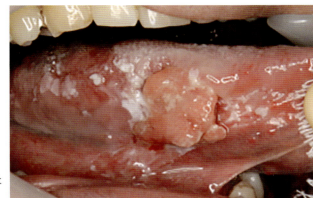

図 10a 進行した舌がん。

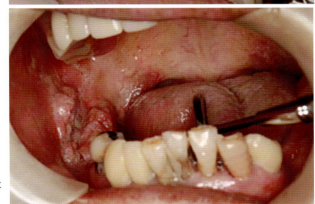

図 10b 進行した歯肉がん。

Chapter 2

口腔がんの
検査方法を教えてください

解説 片倉 朗（東京歯科大学 口腔病態外科学講座 教授）

　口は消化管の一部ですが、内視鏡を用いなくても肉眼で直接観察することができます。したがって、まず精査が必要な病変があるか否かを直視して判断する必要があります。精査は、大学病院や基幹病院などの専門的な医療機関で行います。

　診断のための検査を、手順に沿って説明しましょう。

①問診・視診・触診

　症状の経過を確認したうえで、口腔がんと疑われる病変を直接目で見て確認します。また、病変の広がりや硬さなどを触って診察します。この時、首のリンパ節に腫れがないかも触って診察します。

　また、粘膜に異常があると照らした光に変化が出る観察機器を用いて、粘膜の状態を判断することもあります。

②画像検査

病気の範囲や広がり方を見るために、画像検査を行います。

- パノラマエックス線検査……あごの骨の状態や、歯の状態などを確認します。
- CT 検査……病変の骨や筋肉への広がり具合を確認します。また、首のリンパ節や肺に転移がないかどうかも確認します。精密な観察をするために、血管から造影剤を注射して撮影を行う場合もあります。
- MRI……磁気の共鳴を用いた画像検査で、体の中の水分を含んだ組織の変化の描出に優れています。舌がんなどではがんは舌の筋肉内に浸潤するので、その状態を確認する場合などに有効です。
- エコー検査……人間の耳には聞こえない高い周波数の超音波を病変部

にあて、病変の内部から返ってくる反射波を画像にすることで、病変の中の状態を観察する検査です。舌の病変の深さの確認や、首のリンパ節を観察する際に用います。

- PET-CT 検査……PET-CT とは『陽電子放射断層撮影』という意味で、ブドウ糖に近い成分（FDG）の特殊な検査薬でがん細胞にだけ目印をつけ、がんの早期発見を図るという検査法です。専用の装置で体全体を撮影することで、目印のついたがん組織だけを見つけることができます。他の臓器への転移や、別のがんの有無を検査する場合に使います。

③病理検査

病変の細胞や組織を直接取って、病理診断の専門医が顕微鏡で観察して診断を行う検査です。この検査の結果で病名を確定します。がんの場合は、治療の見込み（予後）なども合わせて知ることができます。

- 細胞診……病変の表面をブラシ状の器具でこすって細胞を採取して、がん細胞の有無を診断します。偽陰性（本当は陽性なのに、取れた細胞からは陰性の所見しか認められない）の場合もあるので、あくまでもふるい分けの検査として考え、次の病理組織検査を行って確定診断をする必要があります。
- 病理組織検査……一般に『生検』といわれる検査で、病変の一部を周囲の組織と一緒に切り取って、顕微鏡で観察します。この結果が確定診断となります。病理組織検査は治療の見込み（予後）を知ることができるため、その後の治療方針を決めるうえで大切な情報になります。

④血液検査

検査や治療を行ううえで、貧血の有無や、肝臓、腎臓などに異常がないかを確認します。また、血液中に認められる腫瘍マーカーの検査を行うことがあります。

＊　＊　＊

病理検査にて「がんである」と確定診断が得られたならば、これらの検査を総合して、周囲の組織（筋肉や骨など）への広がり、頸部（首）のリンパ節転移の有無、遠隔転移の有無から、がんのステージ（病期）とそれによる治療方針を決めていくことになります。

私の 口腔がん体験記

Tさん（現在52歳・男性／2006年に口腔がん手術を体験）

1．なによりも「早く診察を受ける」ことが大事です

　私にがんが発生したのは39歳の時です。がんができた場所は、下あごの骨の部分でした。

　舌の下、下あごの歯ぐき部分に小さな突起物ができたことが始まりでした。その突起物が気になるものの、痛いわけではなかったため、（数週間程度だったと記憶していますが）そのままにしていました。放っておいたからといってその突起物が小さくなることはなく、むしろ徐々に大きくなっていきました。体感的にその腫れが直径1cm程度になったときに、「やはりこれはおかしい」と思い、当時通っていた歯科クリニックに診てもらいました。その歯科クリニックで腫れた部分を切開し、歯ぐきの中の状態を診ていただいたところ、「大学病院にて改めて診察を受けるべき」となりました。紹介いただいた大学病院では、腫れ部分の中の組織液を摘出し、病理検査が行われました。結果は悪性腫瘍でした。自分で小さな突起物を発見してから、数か月程度の時間が経過していました。

　過去を振り返ってみると、『痛くない』ということが非常に曲者でした。なぜ歯ぐきが腫れているのか自分ではその原因がわからなかったため、自己判断で経過を見てしまったことが、ここまで時間が掛かってしまった一番の要因だと思います。

　『痛くないけど、腫れている』という異変が身体に発生した場合は、早く診察を受けることが重要だと思います。遅くなればなるほど、治療の方法も狭まり、苦が増えていくだけだからです。特に若い時は、がんの進行が速いので、手遅れとならないうちに対処することが大切だと思います。

86ページ「2．心のリハビリテーション」につづく

口腔がんと診断された方へ

Chapter 1
診断から治療までの流れを教えてください

解説 柴原孝彦（東京歯科大学 口腔顎顔面外科学講座 教授）

❶「口腔がん」と診断されたら

　口腔がんと診断されたら、ショックで何も考えられなくなってしまうかもしれません。しかし日本では、2人に1人はがんになり、3人に1人ががんで亡くなる現状であることから、がんは今や国民病の1つとなっています。おそれてばかりいてはしかたなく、『がん＝死』というイメージを拭い去って、医療を信じ立ち向かっていきましょう。口腔がんは、希少がんといわれながらも増加傾向を示し、30年前と比べれば4倍以上となっていますので、けっして稀ではないがんになっています（**図11**）。

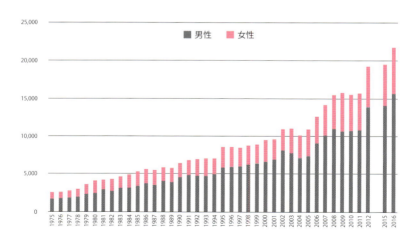

図11　口腔・咽頭がん罹患者数の推移。

口腔がんのほとんどは、口の中の粘膜（上皮）から発生するがん（扁平上皮がん）で、その頻度は約90％を占めます（**図12**）。その他には、口腔粘膜の下の結合組織から発生する肉腫、唾液腺、血液や循環組織から起こるものなどがあります。がんの種類によって治療法も異なりますし、予後にも大きな違いがあります。

　また、一口に口腔がんといっても、舌、歯肉、頬、口底、口蓋、口唇など場所によっても進み方が異なり、部位と進行度に応じて治療方法も違ってきます。

　まずは、自分の口腔がんは何からできたものなのか、そしてどれくらいの進み具合（ステージ）なのかを把握することが重要ですので、よく担当医の話を聞きましょう。

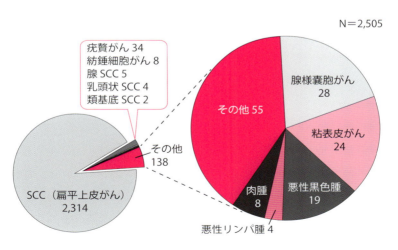

図12　口腔がんの組織型（2016年度 頭頸部癌学会集計結果より）。

② 口腔がんの進行度を決める基準

　「口腔がんである」との診断が確定したら、治療方針を決定しなくてはなりません。治療方針の決定のためには、がんの進み具合（ステージ・病期）を調べる必要があります。口腔は、目で見て、手で触れる部位と思って軽視してはいけません。広い範囲に深く進行すると、食べられない、飲めない、しゃべることができないなどの症状も引き起こします。

　がんの進み具合を決定するための基準は、次の3つです。

- 深さと厚みを含めたがんの大きさ（長径と深達度）
- リンパ節へのがんの広がり程度（頸部リンパ節転移）
- ほかの臓器へのがんの広がりの程度（遠隔転移）

　これらを調べるために、視診・触診、エックス線検査やCT、MRI、超音波検査、PET-CT検査などが行われます。

　口腔粘膜の近くにはあごの骨があるので、骨の状態もくわしく調べる必要があります。また、PET-CT検査などでは判定できない消化器系の表在がんが重複して起こっていることが、口腔がんの10％前後報告されています。そのため、内視鏡検査などが活用されることもあります。

　リンパ節転移の検査では、それぞれがんには所属リンパ節領域があり、口腔がんでは鎖骨から下顎骨（下あごの骨）までの頸部リンパ節が対象となります。

　一般的にはこれらの検査は外来で行われますが、口腔がんが進行していて食事ができないようなケースでは、入院して栄養補給を行いながら検査が進められます。そして、これらの検査の結果から総合的にがんの進み具合（ステージ）が決定されます。

　ステージが決定すると、『科学的根拠に基づく口腔癌診療ガイドライン』などを参考にして、治療法が決定されます。

Chapter 2
口腔がんはどのように進行するのでしょうか？

解説 柴原孝彦（東京歯科大学 口腔顎顔面外科学講座 教授）

■1 筋や骨への浸潤

　口腔の粘膜上皮から発生したがん細胞は、はじめのうちは粘膜表面に留まっていますが、やがて上皮下の基底膜を破って結合組織の深いところまで食い込み、組織を破壊しながら大きくなっていきます。これを『浸潤』といいます。そして、がん細胞は重層扁平上皮から、粘膜下結合組織（脂肪や筋、そして骨）へと容易に浸潤していきます。

　ここで、口の中を想像してみましょう。歯肉（歯ぐき）の下にはすぐあごの骨があります。また、噛みしめると頬の横が盛り上がりますが、これは口の開閉を行う筋（咬筋など）があるからです。このように口腔粘膜のそばには骨や筋が存在していて、しゃべる、咀嚼、嚥下などの機能を営んでいる骨と筋を被覆して守っているのです。そのため、口腔粘膜に発生した口腔がんが、位置的な関係から容易に骨や筋へ進展し、浸潤してしまうのです（**図 13**）。

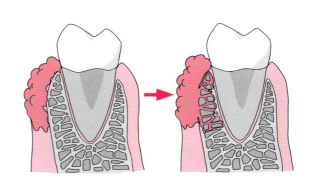

図 13 口腔がん（歯肉がん）と骨との関係。解剖学的な位置関係から、歯肉がんは容易に骨へ浸潤してしまいます。

口腔がんの中で、歯肉がんと口蓋がんは容易に骨へ、舌がん、頬粘膜がん、口底がん、口唇がんは筋へ浸潤します。もちろん、もっと進行すればどこにでも遠くの組織へ浸潤します。口腔粘膜の上皮内にがん細胞が留まっている場合は『上皮内がん』、大きさが２cmと深さが１cm以下の口腔がんを『早期がん』、浸潤がんで大きさが２cmと深さが１cmより大きいものは『進行がん』といいます。

　口の粘膜には見た目の症状が少なくても、口が開けにくい、喋りにくい、飲みにくいなどの症状があれば、骨や筋へ浸潤している可能性があるかもしれません。早々に検査が必要となります。

❷ リンパ節への転移

　がん細胞は、口腔がんの進行とともに顔面頸部（顔から首）の周囲にあるリンパ管に入り込んでいきます。さらに、リンパ管を通って口腔顔面周囲のリンパ節に流れ込んでいきます。

　リンパ節は、体に入り込んできた病原体や異物を免疫力によって排除する働きを持っていますが、リンパ節に到達したがん細胞がこの攻撃に打ち勝つと、リンパ節の中で増殖を始めます。これを『リンパ節転移』といいます。

　口腔顔面周囲のリンパ節に流れ込んだがん細胞は、リンパ管の流れによって頸部（首）のリンパ節へ流れ込み、そこに定着して増殖しようとします。このように、がん細胞がリンパの流れを利用して次々とリンパ節に転移していくことを『リンパ行性転移』といいます。

　転移のしかたには血行性転移や播種性転移がありますが、口腔がん（扁平上皮がん）にはまず見られません（肉腫は血行性転移、腹腔内や胸腔内では播種性転移）。

　リンパ節群は腋窩、鼠径、胸腔、腹腔と多くの部位にも存在しますが、口腔領域の所属リンパ節は頸部リンパ節（首にあるリンパ節）です（**図14の△の部分**）。頸部リンパ節は、鎖骨の上から下顎骨（下あごの骨）まで、前方は甲状軟骨付近から後方は僧帽筋前縁までに位置する、左右それぞれ50〜60個ほどが数珠つなぎでネットワークを作っています。もちろん左右の連続性もあり、多くの場合は病気がある側のリンパ節に転移し

ますが、反対側に飛び火することもあります。また、口腔顔面周囲にはリンパ管が豊富に存在するため、口腔がんは他のがんと同様に早い段階でリンパ行性転移を起こしやすいという特徴を持っています。

3 他臓器への遠隔転移

　一般的に、はじめにがんが発生した場所を『原発巣』といいます。口腔がんでは、口腔（舌、歯肉、頬、口底、口蓋、口唇）が原発巣となります。原発巣のがんは、その場所で次第に大きくなっていきますが、やがてがんがリンパ管や血管を通って飛び火を起こして、遠くのリンパ節や臓器に転移します。この転移してがんとなった場所を、原発巣に対して『転移巣』といいます。転移巣が原発巣と離れた場所の場合は『遠隔転移』となります。口腔がんによる遠隔転移を起こしやすい場所は肺であり、そのため肺の検査が必要となります。

　口腔がんが肺に遠隔転移しやすい理由は、リンパ節と血管の位置関係にあります。口内炎のような粘膜病変がひとたび口腔がんへと分化すると、上皮内がん→早期がん→進行がんと進展し、やがてリンパ節転移へと移行します。頸部リンパ節群の一部は内頸静脈（首の中にある静脈）に沿って存在しているので、転移したリンパ節が腫大しリンパ節の被膜が破れてしまうと、容易に血管への浸潤が起こります（**図 14 のBの部分**）。内頸静脈の血流は右心室に送られ肺動脈に入って肺へ流れ込むので、肺に遠隔転移してしまうのです（**図 14 のCの部分**）。

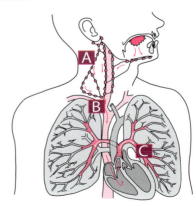

図 14　口腔がんの所属リンパ節は頸部リンパ節群で、頸部リンパ節群は内頸静脈に近いことから、転移したリンパ節の被膜が破れることで容易に血管まで浸潤し、肺まで血流が流れ込むことで肺に転移してしまいます。

なお、**Part 3 Chapter 1** の「進行度を決める基準」の項で『消化器系の表在がんが重複することがある』としましたが、この現象は遠隔転移ではなく、たまたまがん化しやすい生活・生体環境によって同時に発症したという意味であって（field cancerization）、原発巣からの転移ではありません。

Chapter 3
口腔がんにはどんな種類があるか教えてください

解説 柴原孝彦（東京歯科大学 口腔顎顔面外科学講座 教授）

1 口腔がんの多くは扁平上皮がん

　口腔がんとは、口腔に生じる悪性腫瘍の総称です。正常な口腔粘膜の上皮は重層扁平上皮ですので、日本人の口腔がんは90％近くがこの粘膜上皮から発生する『扁平上皮がん』といわれるものです。

　好発部位（図15）は舌がもっとも多く、口腔がん全体の約55％を占め、舌の中では舌のふち（舌縁）がもっとも多く、次いで舌の先端（舌尖）、舌の裏側（舌下面）、舌の根もと（舌根）に見られますが、舌の表側（舌背）は少ないといわれています。次に歯肉（歯ぐき）、口底、頬粘膜、口蓋（口の天井）などに発症します。

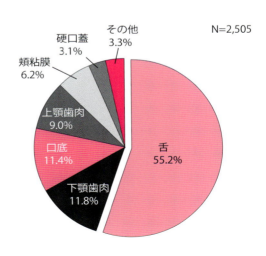

図15 口腔がんの好発部位（2016年度 頭頸部癌学会の集計結果より）。

❷ 非上皮系（間葉系）の悪性腫瘍、肉腫

扁平上皮がん以外には、非上皮系（間葉系）の悪性腫瘍、肉腫があります。間葉組織を構成する線維、血管、脂肪、骨などから発生して、それぞれ線維肉腫、血管肉腫、脂肪肉腫、骨肉腫などといわれています。

おもに若年者に多く、血行転移形式をとり、予後も不良な場合が多いようです。

❸ 造血系の悪性腫瘍、悪性唾液腺腫瘍、悪性黒色腫

扁平上皮がん、非上皮系（肝葉系）のがんに次いで、造血系の悪性腫瘍、悪性唾液腺腫瘍、悪性黒色腫などが続きます。造血系というと白血病や悪性リンパ腫が該当しますが、口腔内で診断されても、化学療法などの全身的な治療が必要となるため、血液内科などの専門医療機関との連携が必須です。

悪性唾液腺腫瘍は、口腔内に局在する唾液腺で発生するので、口腔粘膜表面に発症することはありません。

悪性黒色腫はまれな疾患ですが、口腔内にも発症します。口腔粘膜では黒色腫のような黒色を呈することがたびたびありますが、多くの場合は外来性色素沈着で心配ありません。悪性黒色腫の場合は、口腔粘膜上皮から隆起し、墨汁やイカ墨に似た生々しい黒色を呈します。進行はきわめて早く、予後も不良です。

Chapter 4

口腔がんのステージ分類を
教えてください

解説 柴原孝彦（東京歯科大学 口腔顎顔面外科学講座 教授）

■1 TNM 分類

　TNM 分類とは、『国際対がん連合（UICC）』によって定められ、広く世界中で使われている悪性腫瘍のステージ（病期）分類です（**次ページ図16 参照**）。

T ：原発巣の大きさと深達度を表します。
　　原発腫瘍を認めない T0、粘膜上皮内に留まる Tis のほか、T1 からT4 までの段階に分類します。T4 はさらに a、b に分類します。
N ：リンパ節への転移状況を表します。
　　転移のないものを N0 とし、リンパ節の転移個数と最大径によってN1 から N3 に分類します。N2 と N3 はさらに N2a、b、c と、N3a、b に分類します。
M ：遠隔転移の有無を表します。
　　M0（遠隔転移を認めないもの）と M1（遠隔転移を認めるもの）に分類します。

T 分類

Tx	原発腫瘍が不明
T0	原発腫瘍を認めない
Tis	上皮内がん
T1	原発腫瘍≦ 2cm かつ 深達度≦ 5mm
T2	原発腫瘍≦ 2cm かつ 5mm ＜深達度≦ 10mm 2cm ＜原発腫瘍≦ 4cm かつ 深達度≦ 10mm
T3	4cm ＜原発腫瘍 もしくは 10mm ＜深達度
T4	4cm ＜原発腫瘍 かつ 10mm ＜深達度
T4a（口唇）	原発腫瘍が下顎骨もしくは上顎骨の骨皮質、上顎洞、皮膚に浸潤
T4a（口腔）	原発腫瘍が下顎骨もしくは上顎骨の骨皮質、上顎洞、皮膚に浸潤
T4b	咀嚼筋隙、翼状突起、頭蓋底、頸動脈への進展

N 分類

Nx	リンパ節転移が不明
T0	リンパ節転移を認めない
N1	患側、単発性、リンパ節転移≦ 3cm 節外浸潤がない
T2a	患側、単発性、3cm ＜リンパ節転移≦ 6cm 節外浸潤がない
T2b	患側、多発性、リンパ節転移≦ 6cm 節外浸潤がない
T2c	対側もしくは両側、多発性、リンパ節転移≦ 6cm 節外浸潤がない
N3a	6cm ＜リンパ節転移 節外浸潤がない
N3b	単発性もしくは多発性 節外浸潤がある

図 16 口腔がんの TNM 分類。

❷ ステージ

　ステージ（病期または進行度などとも表現します）とは、記号と数字を用いて、がんの進み具合を表したものです。ステージの高い口腔がんを、より進行している口腔がんと考えます。ステージは0〜Ⅳ期に分けられ、Ⅳ期はさらにA、B、Cに分けられています。これらは各臓器に独自の分類が定められ、定期的に改訂されています。

　日本では、

- がんが口腔粘膜のどの範囲まで及んでいるのか（長径と深さによる大きさ）
- 頸部リンパ節（所属リンパ節）へのがんの広がり程度（リンパ節転移度）
- ほかの臓器へのがんの広がりの程度（遠隔転移）

を総合して『科学的根拠に基づく口腔癌診療ガイドライン』に基づきステージを決定し（**次ページ図 17 参照**）、日本口腔外科学会・日本口腔腫瘍学会・日本頭頸部癌学会が作成したガイドラインに則って診療が行われています。

　なお、原発巣の大きさが 4cm 以下で、深達度も 10mm 以下のステージⅡ期までの口腔がんを『早期口腔がん』といいます。そして、深達度が重層扁平上皮の基底膜までに留まるものを「表在がん」、原発巣の大きさが 4cm より大きく、深達度も 10mm を越えているものを「進行口腔がん」といいます。進行がんではリンパ節転移を伴っている場合がほとんどです。

　これらは、あくまでも原発巣の大きさと深さによって区別されたものなので、がんの進行度を必ずしも正確に示していません。それでもがんの深達度が浅いほうが、リンパ節転移の頻度が少なく、また局所切除などの選択肢も可能であることから、ステージとは別にこうした表現も用いられます。口腔がんでは、リンパ節転移の有無が予後を左右するといわれていますので、進行がんのリンパ節転移を特に精査することが肝要です。

Part3　口腔がんと診断された方へ

頸部リンパ節転移（N） 大きさ（T）	リンパ節への転移がない（N0）	3cm以下のリンパ節転移ががんと同じ側に1つある（N1）	3～5cmのリンパ節転移が1つまたは6cm以下の複数のリンパ節転移がある（N2）	6cmを超えるリンパ節転移がある（N3）	遠くの臓器に転移している（M1）
がんの大きさが2cm以下（T1）	I	III	IV A	IV B	IV C
がんの大きさが2cmを超えるが4cm以下（T2）	II	III	IV A	IV B	IV C
がんの大きさが4cmを超える（T3）	III	III	IV A	IV B	IV C
口の周囲（筋肉、皮膚、上顎洞）まで広がる（T4a）	IV A	IV A	IV A	IV B	IV C
頭、喉の深部、内頸動脈まで広がる（T4b）	IV B	IV B	IV B	IV B	IV C
遠くの臓器に転移していない（M0）					

図17　口腔がんのステージ分類。

3 ステージ別の生存率

　生存率とは、ある一定の期間を経過した患者集団における、その時点で生存している患者さんの割合のことで、通常は百分比（％）で示されます。生存率は、治療の効果を判定するもっとも重要かつ客観的な指標です。

　一般的に、早期がんでは生存率はよく、進行がんでは生存率は低くなるといわれています（**表2**）。

　なお、生存率は診断からの期間によって異なってきます。また、計算する対象の特性（性別や年齢）、進行度（早期がんか進行がんか）や、計算する対象の選び方（外来患者さんを含めるか、入院患者さんだけか、来院した患者さんをすべて含んでいるか、など）に大きく影響を受けるので、「計算対象が自分の現状と一致するか」も加味しながら判断することが大事です。

表2　口腔・咽頭がんの5年生存率（％）

	舌	口唇・口腔・咽頭
I 期	87.1	80.6
II 期	75.7	70.0
III 期	59.2	63.6
IV 期	48.4	44.1

（2013 年度全国がんセンター協議会より）

進行がんほど
予後不良

Chapter 5

口腔がんの治療法を教えてください

解説 柴原孝彦（東京歯科大学 口腔顎顔面外科学講座 教授）

🔳 治療方針はガイドラインに則って決定される

　口腔がんの治療にあたっては、口腔がんのステージ（病期）に応じ、口腔がん診断・治療のガイドラインに則った治療のアルゴリズムなどを参考にして、患者さんとよく相談したうえで治療方針を決めていくのが一般的です。日本では、『科学的根拠に基づく口腔癌診療ガイドライン』（日本口腔外科学会、日本口腔腫瘍学会）、『舌癌、歯肉癌取扱い指針』（日本口腔腫瘍学会）、『頭頸部癌取扱い規約』（日本頭頸部癌学会）、『頭頸部がん診療ガイドライン』（日本頭頸部癌学会）などの成書がよく用いられています。

　がんの大きさと深達度が小さいものは、局所のみを切除することが可能です。そのほか、手術、化学療法（抗がん薬治療、免疫療法など）、放射線療法の3本柱から選択し、あるいは組み合わせて『集学的治療』を行っていきます。

　どの治療法を選択するかは、基本的にはがんのステージ（病期）が基準になります（**次ページ囲み参照**）。

🔳 手術療法

1）標準治療は「手術」

　『頭頸部がん診療ガイドライン』に従うと、口腔がんの進展が T4b のものを除き、全身状態が手術に耐えられると判断できれば、I 期〜IV 期の口腔がんの標準治療は手術です。

　口腔がんの手術では、口腔の切除およびリンパ節などの周囲組織の切除（リンパ節郭清）を行います。口腔を切除したあとは、食べる・しゃべる、

そして顔面形態の回復のための手術（再建）が行われます。

　手術の方法は、がんの発生した場所と進み具合（ステージ）によって異なります。また、口腔の手術は内臓などに比べ、顔貌の形態や咀嚼・嚥下の機能にまで及ぶ大きな手術になるので、高齢で手術に耐えられない人や、心臓や肺に合併症がある人では、手術を行えない場合もあります。そのため、手術治療に際しては、患者さんの活動状態を把握するため、さまざまな全身検査が必須となります。

　早期がんの手術であれば、局所切除と縫縮（切除創を縫い合わせる）が可能で、全身麻酔下で1～2時間の手術、入院期間も1週間前後で退院が可能です。

　進行がんであれば、リンパ節郭清、口腔内病変の切除、そして再建が必要となり、10時間以上の手術になります（**図18**）。入院期間も3週間以上を要します。

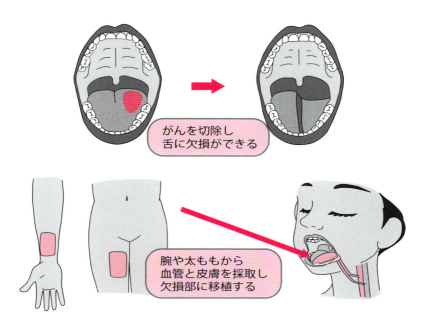

図18　進行した舌がん症例の手術療法。舌を半側切除したあと、遠隔皮弁（たとえば腕や太もも）を用いて再建術を行います。

口腔がんの検査・診断と治療のアルゴリズム

【原発巣】T 分類

- 臨床診断（視診・触診）
  発生部位、発育様式
  ヨード生体染色

- 画像診断
  パノラマ、口内法 X-p
  CT、US、MR

- 病理診断
  細胞診、生検
  （組織学的悪性度）

【頸部リンパ節移】N 分類

- 臨床診断（触診）

- 画像診断
  CT、US、MR、PET-CT

【遠隔転移】M 分類

- 画像診断
  胸部 X-p、胸部 CT、
  PET-CT

【全身状態の評価】

- 一般臨床検査

- Performance Status

- 全身疾患

**口腔がんの診断
病期決定**

**T1 N0
Early T2 N0**

Late T2 N0

**T3, 4 N0
Early T2N0**

T1-3 N1, 2

T4a N1, 2

**切除不能
進展症例
T4b any N
Any T N3**

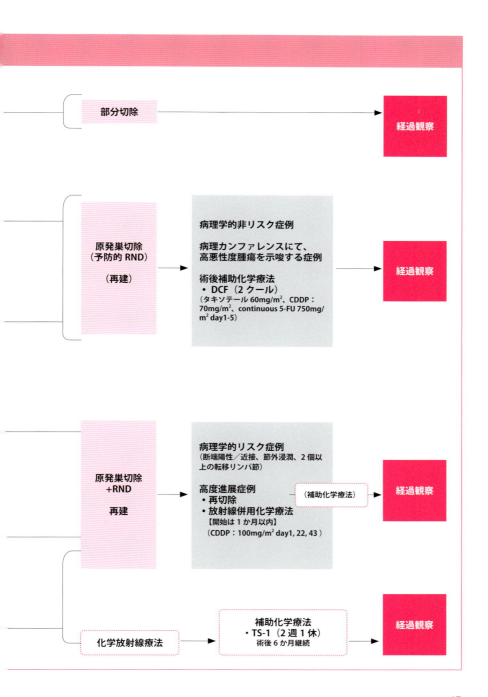

2）手術後の合併症・後遺症

　早期がんであれば、術後の合併症として一過性の咀嚼障害、構音障害（しゃべりにくい）が生じたとしても、術後のリハビリテーションによって、ほぼ手術前の状態まで回復を期待することができます。舌においても、切除した範囲が舌の幅1/3内に留まっていれば、再建せずに機能回復を得ることが可能です。一方進行がんでは、侵襲が大きくなるため、手術直後は一般的に集中治療室で管理されます。特に呼吸状態が安定していない時は、気管内挿管（気管切開）されたまま数日間管理する施設が多いようです。

　手術治療の後遺症としては、誤嚥性肺炎、副神経・反回神経麻痺（肩が上がりにくい、声がかすれる）、体重減少などが挙げられます。

3 化学療法と放射線療法

　かなり進行した口腔がんの場合、遠く離れたリンパ節にまでがんが入り込んでいたり、口腔周囲の頭蓋底や頸動脈、隣接臓器にがんが浸潤していたりして、手術ではがんが取り切れない場合があります。その際、『化学療法（抗がん薬治療)』や『放射線療法』、あるいはその両方を組み合わせた『化学放射線療法』が選択されることが一般的です。

　口腔がんに化学療法のみを行う場合は、一般的に遠隔転移に対して全身化学療法が実施されます。口腔がんの病変に栄養を供給している動脈内に直接薬剤を注入する化学療法を行っている病院もあり、その領域にあるがん細胞に集中的に作用することが期待できます（局所化学療法)。

　放射線療法はがん細胞を攻撃しますが、正常な組織も攻撃します。そのため体の1か所にあてられる放射線の量に限界があります。「これ以上あてられない」という量まで達してしまった後にがんが残ってしまった場合や、一度消えたものの再発した場合の有効な治療は手術のみとなります。

　化学療法（抗がん薬治療）も放射線療法も、体に負担が掛かるものです。一度の治療でがんが消えてなくなるということは通常ではあまりないため、治療の途中で治療の効果を判定し、手術に移行する場合もあれば、根治を目指して化学療法や放射線療法が継続される場合もあります。患者さん自身が何を希望されるのかをよく考え、治療方針について担当医と納得いくまで話し合うようにしましょう。

これから手術を受けられる方へ

Chapter 1

口腔がんではどのような手術が行われるのでしょうか？

解説 柴原孝彦（東京歯科大学 口腔顎顔面外科学講座 教授）

1 口腔がんの種類別・手術療法

1）舌がんの手術療法

　舌がんは、原発巣の大きさ、臨床型、浸潤の深さおよび周囲組織への進展により切除範囲が異なります。具体的には、口底浸潤、舌根浸潤、下顎骨浸潤の有無と程度によります。原発巣の切除範囲が大きければ、移植による再建手術が必要となります。

　TNM 分類における T1N0 ならびに earlyT2N0 では、口内法による舌部分切除を行います。表在性の lateT2N0 や T3N0 は、同様に口内法による舌部分切除を行います。lateT2 や T3、T4 は原発巣切除（舌部分切除、舌半側切除、舌（亜）全摘出など）に加え、通常は軟組織再建手術を必要とします。頸部リンパ節転移がある場合には、原発巣切除と頸部郭清を同時に行います（**図 19**）。

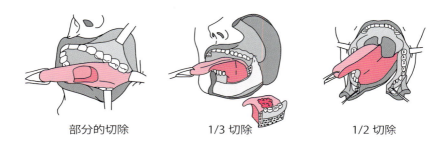

部分的切除　　　1/3 切除　　　1/2 切除

図 19　舌がん症例の手術療法の種類。舌を部分的に切除する方法（左）、舌の 1/3 を切除し、さらに下あごの骨の周囲を切除する方法（中）、下あごの骨の真ん中（正中）を開き、舌の半側を切除する方法（右）があります。

2）下顎歯肉がんの手術療法

　下顎歯肉がん（下あごの歯ぐきのがん）は、その進行程度によって切除する範囲が大きく次の5つに分けられます（**図20**）。

- **歯肉切除**：歯肉粘膜骨膜のみの切除で、骨切除は行いません。
- **下顎辺縁切除**：下顎骨の辺縁（通常は下顎骨の下縁）を保存し、下顎骨体を切り離さない部分切除をします。
- **下顎区域切除**：下顎骨の一部を歯槽部から下縁まで連続的に切除し、下顎骨体を部分的に切り離す切除をします。
- **下顎半側切除**：片側の顎関節（関節突起）を含めた（顎関節離断術）下顎骨の左右の半分を切除します。
- **下顎亜全摘出**：下顎骨の左右の半分を越える切除で、通常は下顎枝から対側下顎枝の範囲以上の切除をします。

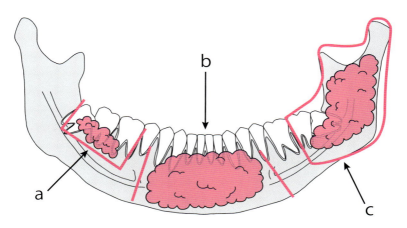

図20　下顎骨切除療法の種類。下顎骨には辺縁切除（a）、区域切除（b）、半側切除（c）、亜全摘術があります。

3）上顎歯肉がんの手術療法

　上顎歯肉がん（上あごの歯ぐきのがん）は、下顎歯肉がんと比較して発生頻度は低く、硬口蓋がんはさらにその頻度は低いといわれています。上顎歯肉がん（硬口蓋がんを含む）は、下顎歯肉がんと同様にすみやかに骨への浸潤をきたしやすい疾患です。そのため外科的治療では、外向性の早期がん（骨の中に入り込んでいないがん）に対して骨膜を含めた局所切除がなされる場合もありますが、腫瘍が2cm程度までなら『上顎部分切除』、2cmを大きく超えるようなら『上顎全切除』が行われます。

　切除によって上顎洞や鼻腔に穴があいてしまう（開洞）ことが多く、また上顎洞内にがんが大きく進行している場合は、上顎洞がんに準じた『上顎全摘出術』や『拡大上顎全摘出術』が適応となります（**図 21**）。

　手術により切除した部分は、審美（見た目）障害や言語障害、摂食障害の点から、顎補綴（義歯を大きくして上顎欠損部分を被覆する）や遊離組織移植による再建術が行われます。

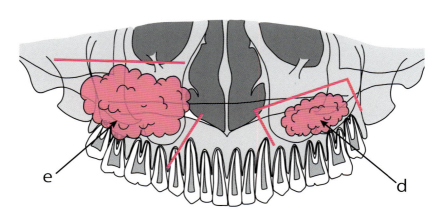

図 21　上顎骨切除療法の種類。上顎骨には部分切除（d）、全摘（e）、拡大全摘術があります。

2 口腔がんの手術で行われるその他の処置内容

1）頸部郭清術

　口腔がんの治療では、腫瘍摘出手術の際に『頸部リンパ節郭清術』を行う場合があります。頸部リンパ節郭清術とは、頸部リンパ節（首にあるリンパ節）を、その周囲の組織である胸鎖乳突筋や内頸静脈などとまとめて切除して、頸部にあるがんを徹底的に取り除く手術法です。頭頸部の悪性腫瘍は頸部リンパ節に転移しやすいので、原発巣に対する治療にこの頸部郭清術を併用すると、治療成績が飛躍的に向上します。

　現在の頸部郭清術は、通常は機能温存のために胸鎖乳突筋、内頸静脈、副神経の一部もしくは全部を温存する『改良型頸部郭清術』が行われます。さらに患者さんの状態に応じて、郭清範囲や予防郭清の必要性、手術手技について十分に検討を重ねます。

　早期舌がんに対する予防的頸部郭清術や、化学放射線同時併用療法後の頸部郭清術では、それぞれ切除する範囲は異なります（図22）。手術療法が機能温存で化学放射線同時併用療法に劣る場合があっても、口腔がんの種類や進展度によっては治癒率で勝っていることもあります。

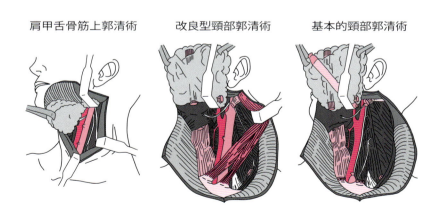

図22　頸部郭清術の種類。選択的頸部郭清の1つである肩甲舌骨筋上郭清術（左）、副神経、内頸静脈、胸鎖乳突筋を残す改良型頸部郭清術(中)、上記すべてを切除する基本的頸部郭清術（右）があります。

なお、頸部リンパ節郭清術では副神経を切除する場合と温存する場合があります。副神経を切除すると神経麻痺が生じますが、温存したとしても一定期間副神経が麻痺する状態が生じることがあります。副神経麻痺では、僧帽筋が働かないため、肩が上がらない、肩が凝ってつらい、肩の周囲が痛いなどの症状が出現します。また、安静時に肩甲骨や肩が下がっている状態が見られ、頭を洗ったり、髪の毛を結ったり、高いところにある物を取ったりする動作がしにくくなります（図23）。

2）再建術

　口腔がんの切除により欠損が大きくなる場合には、術後の食事摂取機能や審美面（見た目）を考慮し、他部位の皮膚・筋肉（前腕皮弁、腹直筋皮弁、腓骨皮弁）などを用いた口腔再建手術を行います。
　再建に使う組織は、欠損の範囲や部位によって決定します。再建手術については、形成外科や整形外科が担当することもあります。

①舌がん切除後の再建術

　手術により舌が半分以上切除された場合は、腹部や大腿部から組織の移植を行い、舌の形を再建します。切除する範囲や個々の体形などに応じて

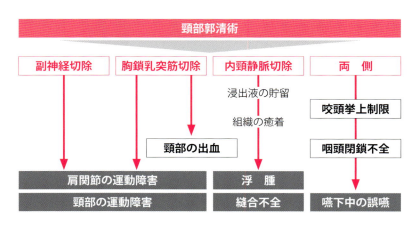

図23 頸部郭清術と後遺症。

適切な組織を選択します。移植した組織には動きや感覚がないため、食事や会話のためにリハビリテーションを行います。

②下顎歯肉がん切除後の再建術

　手術により下顎骨が切除された場合は、患者さん自身の骨（自家骨）を移植したり、金属プレートを用いたりして、下顎の形や機能の再建を行います。おもに腓骨皮弁、再建プレート、腹直筋皮弁による再建が行われますが、切除範囲や残った歯、年齢、身体状況などを考慮して適切な再建方法を選択します。

③上顎骨を切除した場合の再建術

　上顎骨が切除された場合は、腹直筋皮弁や肩甲骨皮弁、腓骨皮弁などで再建することがあります。一般的には顎補綴（義歯を大きくして上顎欠損部分を被覆する）で十分な維持、機能回復を導くことができることから、多くの施設で大掛かりな再建手術を行わず、補綴物（義歯）による形態と機能の再建を選択しています。

④頬粘膜がん切除後の再建術

　舌がん同様に、薄く可動性のある皮弁が選択されます。おもに前腕皮弁、前外側大腿皮弁を用いた再建が行われます。

3）気管切開

　私たちが呼吸する時は、空気は鼻または口から入り、咽頭、喉頭、気管を通って肺に運ばれます。また、食べ物や飲み物は口から入り、咽頭、食道を通って胃へ運ばれます。呼吸による空気の入り口と、食事による食べ物の入り口の２つを担う部分が「喉」です。

　口腔がんの手術で舌を大きく切除した場合、また頸部リンパ節郭清術や再建を行うと、咽頭の形態と機能は変化し、通常の営みができなくなることがあります。さらに、口腔がんを切除した場所からの持続的な出血と浮腫によって咽頭が狭くなることがあります。その際、一時的な通過障害や気道閉塞が起こり、呼吸困難に陥ってしまうことから、事前の『気管切開』が必要になります。

気管切開とは、本来の気道口である口もしくは鼻孔とは別に、新たに前頸部に気道口を設ける手術のことをいいます。喉の正面で、通常第2～第4気管輪を切開し、気管カニューレ（気管切開チューブ）を挿入します（**図24**）。気管カニューレを抜去すると、気管切開口は自然に閉鎖しますが、永続的に開存させておく必要がある場合は、特別な処置が行われます。

気管切開が必要になるのは、一般的に
① 咽頭あるいは喉頭（上気道）に狭窄もしくは閉塞があって、気道を確保する必要がある時
② 長期間にわたる人工呼吸が必要な時
③ 呼吸筋の麻痺や筋力低下などにより気道内分泌物を吐き出す（喀出）ことができず、長期にわたって吸引などの処置が必要な時

などの場合です。

通常、緊急時には行われませんが、上気道閉塞症状が重篤かつ切迫し、さらに気管内挿管が困難な時は、緊急気管切開法として輪状甲状軟骨間を切開したり、太い針で気道内分泌物を吸い取ることが行われます。

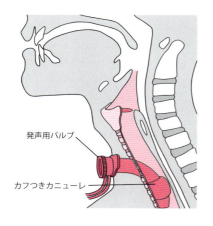
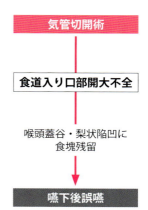

図24 気管切開術と後遺症。

Chapter 2

手術に際して、どのようなことが行われるのでしょうか?

解説 野村武史(東京歯科大学 オーラルメディシン・口腔外科学講座 教授)
大屋朋子(東京歯科大学 市川総合病院 歯科・口腔外科 主任歯科衛生士)

❶ 全身状態の評価:パフォーマンス・ステータス(PS)

　医師や歯科医師が治療方針を決める際に、患者さんの全身状態を評価します。ここでは、『パフォーマンス・ステータス(Performance Status:PS)』という、日常生活に必要な作業を自分でどの程度こなせるかという視点でスコア化した評価指標を用います(**表3**)。

　口腔がんの手術は、体に大きな負担をかけることがあり、治療後の生活にどの程度影響が出るのか、よく考えたうえで治療方針を決定しなければなりません。普段日中の大半をベッドで過ごしているPS3以上の場合、口腔がんの手術を受けると体力が低下し、退院が難しくなる可能性があります。また高齢であっても、PS0～2のように日中ほとんど自分自身で身の回りの活動ができる方であれば、治療後のリハビリテーションも十分

表3　パフォーマンス・ステータス (PS:Performance Status)

0:まったく問題なく活動できる。

1:肉体的に激しい活動は制限されるが、歩行可能で、軽作業や座っての作業は行うことができる(例:軽い家事、事務作業)。

2:歩行可能で、自分の身の周りのことはすべて可能だが、作業はできない。日中の50%以上はベッド外で過ごす。

3:限られた自分の身の周りのことしかできない。日中の50%以上をベッドかイスで過ごす。

4:まったく動けない。自分の身の周りのことはまったくできない。完全にベッドかイスで過ごす。

可能だと判断します。このように、治療方針を決める際に PS の評価はとても大切になります。

とはいえ、これだけで医学的に画一的な判断をすることはできません。家族や周囲の方々の協力、何より本人の希望を尊重する場合が多いので、PS の状態に関わらず、担当医と治療方針についてよく相談することが大切です。

❷ 手術のための全身検査

口腔がんの手術は全身麻酔で行われるため、安全に手術を行うことができるか検査をする必要があります。特に進行がんの場合は、大きな手術になることが多いため、細かく全身状態を評価する必要があります。一般的に、血液検査や画像検査、肺機能検査、心機能検査などを行います。

「手術前の検査が多い」と感じるかもしれませんが、安全な手術を行うためにどれも大切なものばかりです。手術前は、栄養管理をしっかりと行い、担当医の指示に従い、禁煙、禁酒（ある程度は可能）をしっかりと守りましょう。

1）血液検査

貧血の状態や肝機能、腎機能、感染症の有無などをチェックします。事前に異常値を見つけた場合は、すみやかに専門医に相談します。また糖尿病のある方は、血糖がどの程度コントロールされているかが重要になるので、場合によっては事前に入院し、血糖管理を行うこともあります。

2）呼吸機能検査

スパイログラムという呼吸機能を評価する検査や、胸のエックス線写真や CT などにより、肺の状態が悪くなっていないかを確認します。全身麻酔中は、人工呼吸器による管理を行うため肺に負担がかかります。喫煙者や高齢者などは、COPD（慢性閉そく性肺疾患）、気管支喘息、肺炎などの場合もあり、全身麻酔が難しいこともあります。

なお、手術前の禁煙は必須です。

3）心機能検査（心電図）

　心臓の状態を確認します。心筋梗塞の既往、心不全、重症な不整脈（心房細動など）がある方は、循環器科の医師に相談して手術に対するリスクを判定してもらいます。また、抗血栓薬（血をサラサラにする薬）を服用している場合は、手術に備えて一時的に中止（休薬）をすすめることもあります。心臓の状態が悪い時は、より精密な検査を行い、手術が受けられるかどうか判断します。

4）Dダイマー

　術前に深部静脈血栓症の有無を確認するため、Dダイマーという血液検査を行います。深部静脈血栓とは、おもに足の血管に血栓が詰まっている状態をいいます。日常生活では影響は少ないのですが、長時間の手術で手足が動けなくなると、血栓が血管の中を流れてゆき、肺の塞栓症を起こします。これは時に致命的な経過をたどるため、術前に十分に精査しておく必要があります。

5）その他

　PET-CTや内視鏡検査（胃カメラ）などで、口腔がん以外に他のがんがないか、精査する必要があります。

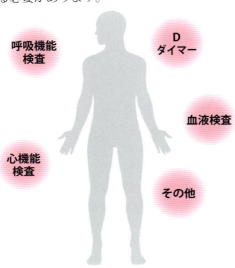

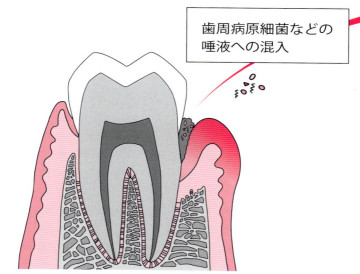

図 25 誤嚥性肺炎のメカニズム。

❸ 合併症予防のための口のケアとリハビリテーション

１）口のケア（口腔機能管理）

　口腔がんの手術を行うと、口の中に傷ができてしまいます。口の中にはたくさんの細菌がいるため、口の中の衛生状態が悪いと術後に感染を起こしやすくなります。また、口の中の傷が痛んだり、口の一部をがんで失ってしまうと、飲み込む機能が低下してしまうため、誤嚥性肺炎（**図 25**）も起こしやすい状態になります。こういった、術後思わぬ感染や肺炎を起こしてしまうことを『合併症』といいます。

　合併症の多くは、口の中の細菌が原因となるため、手術前に歯石やプラーク（歯垢）といった口の中の汚れを取り除き、清潔にしておかなければなりません。一般的に口の中にがんができてしまうと、痛みや出血で歯磨き

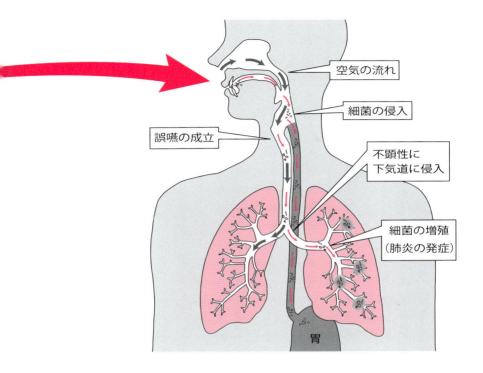

がしづらくなるため、口の中の環境が悪いことが多いです。このため、治療前から積極的に歯科医師や歯科衛生士が介入して口のケアを進めていく必要があります。

　たとえば、治療前に虫歯や進行した歯周病は、かかりつけ歯科医にお願いをして治療しておく必要があります。また、治療前は自分自身でしっかりと歯磨きできない場合が多いので、歯科衛生士に歯石やプラークを除去してもらい、さらに口の中の清掃指導を受けるとよいです。

　また治療後は、舌の動きや口の中の感覚、飲み込みに障害が出る可能性があります。手術をする前に、あらかじめ飲み込みや発音などの状態を確認し、舌をよく動かすことや、喉の筋肉を鍛えておくなどの機能訓練をしておくとよいでしょう。こうした準備により、手術後のリハビリテーションが進めやすくなり、早期回復の手助けとなります。

61

2）肺炎や深部静脈血栓症（エコノミークラス症候群）予防のリハビリテーション

　手術や麻酔、術後のベッド上での体動制限による影響で、肺炎や深部静脈血栓症（エコノミークラス症候群）を引き起こす可能性があります。これらは回復を妨げたり、生命に関わる重篤な経過をたどる可能性があるので、手術前からそれらを予防する練習（**図26、図27**）が必要になります。

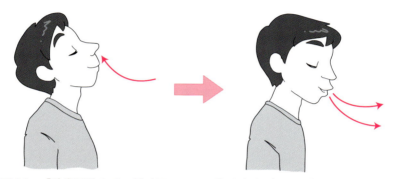

図26a　【肺炎予防のリハビリテーション① くちすぼめ呼吸】鼻から吸って、ロウソクの火を消すような気持ちで口をすぼめて、息を吐き出します。

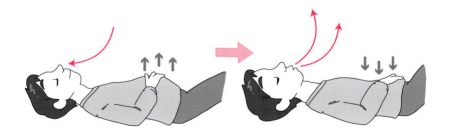

図26b　【肺炎予防のリハビリテーション② 腹式呼吸】お腹をふくらませるよう鼻から息を吸い、お腹をへこませながら口をすぼめて息を吐き出します。

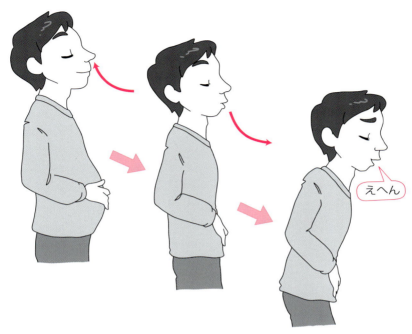

図 26c 【肺炎予防のリハビリテーション③ 痰を出す訓練】 手術後は、気管切開部（喉を切開して入れた管）からの痰の吸引が必要になります。お腹をふくらませるように息を吸い、お腹がへこむのを感じてから「えへん」と声を出し、痰を出します。手術後も必要な訓練ですので、根気よく続けましょう。

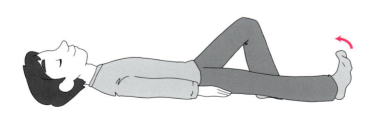

図 27 【深部静脈血栓症（エコノミークラス症候群）予防のリハビリテーション】 寝たまま、片方の膝を直角に曲げ、もう一方の足は伸ばしたまま、足の指をそらして膝に力を入れます。

Chapter 3

手術の合併症にはどのようなものがあるか、教えてください

解説 野村武史（東京歯科大学 オーラルメディシン・口腔外科学講座 教授）

　口腔がんの手術は、早期の場合は口の原発巣（がんの発生した部分）の切除のみとなります。切除後は、他の場所から皮膚を移植する場合もありますが、比較的短時間の手術であり、体にかかる負担は少ないです。ただし、手術直後は口の中が腫れて呼吸困難になったり、出血により窒息するリスクもゼロではありませんので、口の手術という特殊性を考えて集中治療室（ICU）で１〜２日程度過ごすことがあります。また、進行がんの場合はより多くの合併症のリスクに備えるため、ICU で慎重に管理する必要があります。

　術後１〜２週間は、肉体的にも精神的にも大変な時期です。人によってつらさ、苦しさの種類や程度は異なります。担当医や看護師、場合によっては家族とよくコミュニケーションをとって、目の前の問題点を１つ１つ解決していくことが大切になります。

◼️ 急性合併症

　術後早期に発症するものとしては、出血、移植した皮弁の壊死、気道閉塞、肺炎などがあります。時に再手術が必要な場合もあります。

　また、高齢者に多い『せん妄』という一時的な精神障害を起こすことがあります。せん妄は、時間や場所がわからない、睡眠リズムが崩れる、まとまりのない言動や独り言を話す、注意力や思考力が低下するなどの症状が見られ、ICU での管理中に起こりやすいといわれています。精神科に依頼して、抗精神病薬を投与したり、入院環境を改善して回復をはかります。

② 術後創部感染

口の中や頸部の手術で縫い合わせた部分が感染して、傷が開いたり、膿や唾液などがたまる場合があります。このような場合、たまった液体を排出させ、洗浄します。また、そこにドレーンという管を入れて、持続的に排出させます（これをドレナージといいます）。この際、同時に抗菌薬も投与します。

たいていは短期間で治癒しますが、高齢者や糖尿病の方は1～2週間程度かかることがあります。

③ 廃用症候群

大きな手術で長期間寝たきり状態になると、生活するうえで必要なさまざまな体の機能が低下します。具体的には、筋の萎縮や褥瘡（床ずれ）、便秘や尿便失禁などです。

手術の経過を見て早期に離床（ベッドから降りること）させ、自分の力で歩いたり、リハビリテーションができるように管理します。

④ 手術後の入院中によくある不安を解消するヒント

ここでは、筆者らの病院で手術後の入院中の患者さんからよく聞く症状や悩みを紹介します。まず、いちばんつらいのはベッド上での安静期間ですが、この期間は1週間程度続きます。ここで紹介するようなベッド上での症状や悩みを感じた時は、我慢せずにナースコールを押して看護師に相談しましょう。

1）手術後、痛みがあります
- 手術をした傷が痛い
- 気管の管の周りが痛い
- 痰を出す際に痛い
- 手術に伴う血流障害によって頭痛がする
- ずっと同じ姿勢でいるため、肩や腰が痛い

このような痛みを感じた時は、痛みが増す前に、痛み止めを使用します。数日間は、痛い時に押せるポンプ式の痛み止めを設置することがあります。また、鼻のチューブから痛み止めを注入する方法もあります。

２）手術した場所にしびれがあります

手術をした場所は、感覚が鈍くなる神経の障害が起こる可能性があります。症状に応じてリハビリテーションや薬を投与します。

３）出血があります

手術をした場所から出血する可能性があります。状態に応じて止血処置をします。

４）手術をした場所が腫れています

手術をした場所は、血管やリンパの流れが変わるため、むくみが強く出てしまいます。これは術後の一時的な反応なので、徐々に引いていきます。症状によってマッサージや薬を投与します。

５）痰がからんで、息苦しいです

気管に入れた管の刺激で痰がからむと、呼吸がしにくくなり、息苦しさを感じる可能性があります。痰を吸引するほか、改善しない場合は加湿・酸素投与で対応します。

６）眠れません

- 痰がからんで眠れない
- 痰の吸引で眠れない
- 動けないことが苦痛で、眠れない

こんな時は、希望に応じて睡眠導入薬を使用します。

７）ずっと寝たままで気が滅入ってしまいそうです

テレビやラジオの視聴、音楽鑑賞などで気分を紛らわせてはいかがでしょうか。必要な場合は、入院時に持参されることをおすすめします。

8）声が出なくて言いたいことが伝わらず、もどかしいです

ホワイトボードでの筆談や、スマートフォンへの入力などでコミュニケーションを取ることができるので、積極的に活用しましょう。

9）汗をかいて気持ちが悪いです

薬の反応やベッド上から動けなことで体が蒸れてしまい、汗をかいてしまうことがあります。室温や掛け物の調整や体位の調整、体拭きや氷枕を使用するなどで不快感解消を試みます。

10）天井に虫が見えます

術後せん妄、ICU 症候群の場合があります。このような場合は、担当医や看護師に相談しましょう。

ナースコールボタンは何度も押していいもの？

看護師に来てほしいときに押すのがナースコールボタンですが、意外と押すタイミングが難しいものです。ただ、ナースコールは「緊急事態のため」のものではありません。特にがんの手術後は体が思うように動かせないため、自分でできないことが多々あります。無理をして転倒したり、ケガをしたりすることがないよう、遠慮せずにナースコールボタンを押してください。看護師はいろいろなアイデアを持っているので、きっと的確なアドバイスをしてくれることでしょう。

ただ、看護師の業務は大変忙しく、なかなか1人だけに付き添うことは難しいのが現状です。「何度も押してしまって対応が冷たかった」という経験をした方もいるようです。なるべく気持ちよく対応してもらおうと思ったら、普段からのコミュニケーションが大事です。何かをしてもらったら「ありがとう」と感謝の気持ちを伝えましょう。きっと看護師の印象も変わることでしょう。

忙しそうだからと遠慮せずに、本当におつらいときは、ぜひナースコールボタンを押してください。

Chapter 4

手術によって後遺症や機能障害が生じることはありますか?

解説 野村武史（東京歯科大学 オーラルメディシン・口腔外科学講座 教授）
石崎 憲 （東京歯科大学 老年歯科補綴学講座 准教授）

　がんの告知を受けた人の多くは、がんの進行度、治療法のこと、その成功率などが真っ先に気になると思います。それは、口腔がんの場合でも同じでしょう。幸いにも現在、口腔がんの治療法は確立しつつあり、すぐに直接命に関わるようなことは少なくなってきました。

　一方、残念ながら、術後に後遺症（機能障害）が生じてしまうことがあることも、口腔がんの特徴の1つです[※]。

　口の役目（機能）は、食べることや話すことの他に、見た目や表情、呼吸などがあげられます。口の中には舌や歯、上下の歯肉（歯ぐき）、口蓋（口の天井）、頬粘膜（頬の内側の粘膜）など、多種の組織が存在し、複雑な協調運動を行うことにより、これらの役目（機能）を果たしています。がんの切除手術を受けるとその組織の一部が欠如しますので、咀嚼や嚥下、会話、審美（見た目）などの機能に影響が生じてしまいます。

　これから手術を受ける患者さんにとって、後遺症のことまで考えることはとても大変なことだと思いますが、治療法の選択にも影響する重要なことですので、ぜひ担当医とよく相談しましょう。

[※]後遺症（機能障害）は必ず生じるというものではありません。また、その程度や種類は病気の進行度や部位により多岐にわたります。

■ 手術によって生じる後遺症や機能障害

　手術による後遺症は、切除した部位と範囲、手術内容によって異なります。早期がんであれば、切除後に重い後遺症が出ることはほとんどありません。しかし、進行がんの手術で切除する範囲が大きくなると、会話や食事に影響が出ます。おもな後遺症、機能障害は次のとおりです。

1）咀嚼障害

　口腔がんを切除した後に、体の他の場所から皮膚と筋肉、脂肪の組織で再建（形を作ること）を行います。しかし、再建後は食事を口の中ですりつぶし、喉に送ることが難しくなります。特に歯やあごの骨を切除すると噛み合わせが悪くなり、咀嚼障害が生じることがあります。

2）嚥下障害

　舌や喉の奥のがん病巣を切除すると、飲み込む機能が低下します。嚥下は、目で食べ物を認識して口の中に運び、咀嚼して小さな食塊を作り、消化管まで送り込む一連の動作をいいます。術後に嚥下障害を起こした場合、うまく口から食道、胃まで食べ物を送ることができずに誤嚥してしまい、肺炎になりやすい環境を作ってしまいます。

3）構音障害

　舌、上あごなど、声を出す際に重要な役割を果たす部位が失われてしまうと、うまく発音しにくくなります。また、気管切開で入院中は声が出せなくなります。さらに、手術で舌やあごの形を元に戻しても、手術前と同じ声を出すことは難しくなります。これを構音障害といいます。

　一般に、進行がんの場合でも、日常生活を営むうえで大きな障害になることはけっして多くはありません。また、リハビリテーションにより構音障害は改善していきます。「自分の治療の場合はどの程度まで回復するのか」を、手術前後に担当医によく聞いてください。

4）審美障害

　手術が顔の皮膚や首に及んだ場合、傷あとが残ることがあります。もち

ろん目立たないように工夫をしますが、完全になくすことはできません。また、日焼けにより傷あとが目立つ場合があるので、隠したりテープを貼るなど、退院後も工夫する必要があります。

5）感覚障害

　唇や首の手術をしたあとに、引きつった感覚があったり、感覚が鈍くなったりする症状が残ります。多くは日常生活に支障をきたすほどではありませんが、手術前とは感覚が異なります。

6）運動障害

　口腔がんの手術では、顔面神経麻痺を起こすことがあります。手術により顔面神経を切除すると、唇の動きが悪くなり、健康な側と比べて少し口角が下がる傾向にあります。

7）ショルダー症候群

　首の手術（頸部郭清術）では、副神経を切除すると、肩が下がり、腕が上がりにくい状態になります。これをショルダー症候群といい、日常生活でシャツやセーターが着にくくなることがあります。

２ 口腔がんの手術部位別・後遺症と対応法

　ここでは、口腔がんの手術部位別に、どのような後遺症が生じ、どのような対応ができるのか、代表的な例を解説します。

　以下で解説する、特殊な装置を用いた術後の後遺症に対する治療のほとんどは、保険診療の範囲の中で受けることが可能です。しかし、専門性が高く、治療は一部の病院歯科や歯科医院に限られますので、担当医にご相談ください。

1）「舌のがん」の手術を受けた患者さんに生じる後遺症とリハビリテーション

　舌は、口腔がんの中でもっとも発症率の高い部位です。舌は味を感じる機能のほかに、口蓋（口の天井）と接触することにより食物や水分を喉の

ほうへ輸送したり、言葉を発する機能を担っています。下を向いたまま水を飲んだり、「カ」行、「タ」行、「ラ」行などを発音したりする際には、必ず舌が口蓋と接触する必要があります。

　舌を切除する場合、術後に舌の容積の減少、可動範囲の制限などが生じ、上あごに付きにくくなることがあるため、嚥下機能や発音機能に障害を生じることがあります。

　この後遺症に対しては、上あごに入れ歯のようなものを装着し、口の中の天井にあたる部分を下げることによって、動きが悪くなった舌との接触を助け、損なわれた機能の回復を目指すことになります。特に発音機能の回復には微妙な接触圧、接触部位の調整が必要となるため、専門的な知識を有した施設で製作されます。

2）「上あごのがん」の手術を受けた患者さんに生じる後遺症とリハビリテーション

　口蓋の骨は薄く、水平に広がる板状になっています。その骨は、口腔と鼻腔とを分ける仕切り板となり、食事や発音時に重要な役割を担っています。そのため、その仕切り板を手術で切除すると口腔と鼻腔がつながってしまい、

- 水や食べ物を飲み込みにくい
- 鼻から水が出てきてしまう
- 発音ができない

などの後遺症が生じます。これに対しては、大きく分けて２つの対応法があります。１つは、仕切り板に生じた穴に対し、体の一部の組織（骨や筋肉、皮膚など）を移植して塞ぐ方法、もう１つは舌がんと同様に、入れ歯のような特殊な装置を装着することにより塞ぐ方法です。

　前者は完全に近い形で穴を塞ぐことができ、装置装着の有無にかかわらず失われた機能の大部分を回復できる反面、がん切除術の他に別の手術が必要なこと、移植組織の状態によっては通常の入れ歯が入れにくくなり、咀嚼機能の回復が見込めなくなることがあるなどの欠点があります。

　一方、後者はその逆です。つまり、手術はがんの切除のみですむこと、通常の入れ歯との組み合わせにより咀嚼機能の回復が見込める反面、装置未装着の状態では嚥下や発音機能に障害が残ることが欠点です。

上あごのがんの場合は、切除範囲や残っている歯の状態などにも左右されますが、他人に気づかれない程度までの機能回復を見込めることもあります。2つの方法は年齢や部位、病変の大きさ、また、病院によっても選択が分かれることがありますので、担当医とよく相談しましょう。

3）「下あごのがん」の手術を受けた患者さんに生じる後遺症とリハビリテーション

下あごの場合も、病変の大きさ、部位により手術方法は異なり、歯肉（歯ぐき）の部分の骨のみを切除する場合と、その下のあごの骨（顔の輪郭を決めている部分）まで切除する場合に大別されます。

下あごのがん切除術後は、舌まで手術範囲が及ばなければ嚥下障害や発音障害が発生することは少ない反面、入れ歯を入れることが困難になることがあり、その場合は咀嚼障害が生じることがあります。

これに対して近年、手術によりあごの骨が失われた場合に、歯科インプラント（人工歯根）を埋入することによって咀嚼機能回復を図る治療が保険診療に導入され、これまで入れ歯を入れることが困難だったケースにも、歯科インプラントを支えとすることにより入れ歯や差し歯を装着することが可能となりました。ただし、この治療法は提供できる施設に基準がありますので、各施設でお問い合わせください。

Chapter 5

手術後にはどんなリハビリテーションをする必要がありますか？

解説 野村武史（東京歯科大学 オーラルメディシン・口腔外科学講座 教授）

　食べたり、飲み込んだりすることを摂食嚥下といいます。また、顎や舌などの運動によって作る声（音）を構音といいます。口腔がんの手術後は、がんの切除により口の中の形態が変化してしまったり、動きがうまくいかなかったりするため、摂食嚥下障害や構音障害が起こることがあります。

　そこで、手術による後遺症の程度をやわらげ、早期に日常生活に戻るためにリハビリテーションを行います。なお、多くは日常生活そのものがリハビリテーションの対象になります。

■1 治療前から始めるリハビリテーション

　リハビリテーションは、実は治療前から始まっています。まず可能であれば、リハビリテーションの担当者に会いましょう。治療前は病気や治療のことで頭がいっぱいで、リハビリテーションまで考えられないという患者さんもいらっしゃいます。その場合は、リハビリテーションの相談をする人（サポートする人）がいることを認識するだけで大丈夫です。

　通常、リハビリテーションをサポートする担当者は、患者さんの治療前の摂食嚥下や構音の状態を把握します。患者さん自身でも、「舌と上あごが接触しながら飲み込んでいる」や「飲み込むと喉仏があがる」などを、よく観察してください。普段何気なく行っている動きを意識することが、治療後のリハビリテーションにも役立つからです。

2 口腔がん治療後に行いたいリハビリテーション

　ここでは、口腔がんの治療後に行いたい、代表的な運動やリハビリテーションをご紹介します。

　運動やリハビリテーションを行う時には、患者さん自身の状態に合わせてプログラムを考えてくれるので、できれば専門の医療機関を受診することをおすすめします。つらい時にはプログラムを変更してくれるので、「できないからあきらめて通わない」とならないように、日頃から相談してみましょう。

1）栄養改善を目指すリハビリテーション

　たとえば歯肉（歯ぐき）に生じた口腔がんは、あごの骨も切除するため、歯を失い、噛み合わせが悪くなります。場合によっては、上下の噛み合わせがなくなり、咀嚼がしにくくなる可能性もあります。

　そこで手術前から手術後にかけて、咀嚼障害を改善するために義歯（入れ歯）を用意します。手術後はこれを調整して、食事指導が行われます。また退院後は、傷が落ち着いたところで、新しい義歯や歯科インプラントの治療を行うこともあります。ただし、退院後すぐに製作することは難しい場合が多いです。

　きざみ食が食べられるようになれば退院を考えますが、退院後も継続した栄養管理が必要になります。退院に向けた食支援の目的で、病院の管理栄養士に指導をしてもらうことが一般的です。

2）嚥下障害に対するリハビリテーション

　舌を切除すると、食べ物が運びにくくなると同時に、飲み込み（嚥下）にも影響します。口腔がんの手術では、舌や喉の周り、飲み込むために必要な筋肉を切除して失うことがあり、退院後は、残された側の組織でうまく飲み込みをカバーして生活しなければなりません。手術後の口の中の状況に合わせて、各種の嚥下訓練を行います。

①間接訓練：嚥下体操

　嚥下体操とは、食べたり、飲み込んだりするために使う筋肉がスムース

に働くように、機能を高める目的で行う食事前の準備運動のことをいいます。私たちは、普段、無意識に舌や口、首の周りの筋肉を使って食べ物を食道から胃に送り込んでいます。口腔がん治療後は、食事前にこれらの筋肉を動かすことによってマッサージ効果が期待できます（次ページ**図28参照**）。

　間接訓練には、他にも頸部可動域訓練、口唇・舌・頬のマッサージ、喉のアイスマッサージ、舌前方保持嚥下訓練、頭部挙上訓練（シャキア・エクササイズ）、ブローイング訓練などがあります。

②直接訓練：食べ物を使った訓練

　直接訓練とは、実際に食べ物を直接使って行う訓練のことをいいます。全身状態が安定しているか、病状の進行はないか、嚥下反射はあるか、咳反射はあるかなどが、訓練開始の目安となります。

　直接訓練は、誤嚥を起こさないように最初はゼリー、ペースト状の食品を使って少量から始めます。訓練中は、誤嚥のリスクを下げるために、実際に摂食嚥下の担当者が介助して指導を行います。直接訓練は口からものを食べるための最終訓練なので、慎重に食事の形態や量、食べ方などを評価し段階を踏む形で進めていきます。口腔がんの手術では、手術前後で口の環境が急に変わるので、専門的な指導がより必要になります。

３）感覚障害や運動障害に対するリハビリテーション

　口や顔の感覚が鈍くなったり、口をとがらせたり、伸ばしたりする運動能力が低下することがあります。退院後、自宅でマッサージや日常生活の中で口を動かす訓練をすることにより改善していきますが、時間がかかることが多いです。

図 28 嚥下体操。

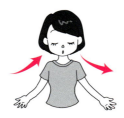

①ゆっくりと深呼吸します。

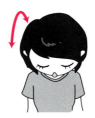 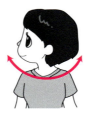 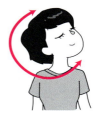

②ゆっくりと首を前後・左右に動かし、ぐるっと回します。

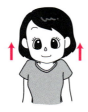 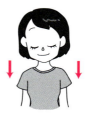

③ぎゅっと肩をすくめるように上げ、力をすっと抜いて肩を下へおろします。

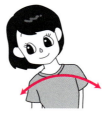

④上体を左右にゆっくり倒します。

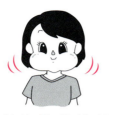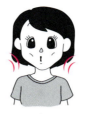

⑤頬をふくらませたり、引っ込めたりします（2〜3回）。

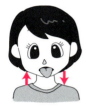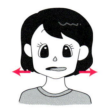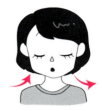

⑥舌を出したり、引っ込めたりして、左右にも動かします（各2〜3回）。その後、息を吸って止め、3つ数えて吐きます。

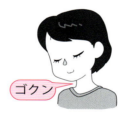

⑦自分の唾液をゴクン！と飲み込みます。

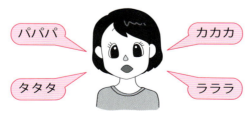

⑧「パパパ、タタタ、カカカ、ラララ」という発声を、はじめはゆっくり5回繰り返し、次に早く5回繰り返します。

Chapter 6

退院後に注意すべきことがあれば教えてください

解説 野村武史（東京歯科大学 オーラルメディシン・口腔外科学講座 教授）

　手術後、きざみ食が食べられるようになったら、退院の準備が始まり、状態に応じて退院します。ここでは、日常生活と食事の際に注意したい項目を解説します。

■1 日常生活での注意点

　手術後は、口や顔の知覚が鈍くなるため、よだれがたれやすくなります。そこでタオルやハンカチを常に持ち歩くことをおすすめします（ティッシュは貼り付きやすいため、おすすめできません）。外出時は、傷に直射日光を当てないように気をつけましょう。首の手術（頸部郭清術）を受けている場合は、重い荷物を持つ際に力が入りにくくなることがあります。また、電話での会話がしにくくなることがあるため、メールなどによる緊急時の連絡手段を考えておくことが大事です。自宅での生活に心配がある方は、担当医もしくは看護師に気兼ねなく相談しましょう。

■2 食事の際の注意点

　手術後は、今まで普通に噛んで飲み込んで食べるという当たり前のことが難しくなります。時間はかかりますが、ゆっくり焦らず、個々のペースで頑張っていきましょう。

　食べ物が気管に入ると、肺炎を起こしてしまいます。術後は喉の感覚が低下して、食後にものが残留しやすくなります。食後はうがいとともに、咳払いすると誤嚥防止に繋がります。ご飯を食べたあとは、咳払いをして、吐き出すようにしましょう。むせないコツは、よい姿勢を保つことです。

Chapter 7

口周辺に運動障害が出たときの
リハビリテーションを教えてください

解説 大久保真衣（東京歯科大学 口腔健康科学講座
摂食嚥下リハビリテーション研究室 准教授）

　ここでは、治療後に口唇や舌などの動きが悪い場合に実践したいリハビリテーションの例をご紹介します。

　なお、治療直後は創（治療の傷）が広がってしまう場合があります。担当医から「動かしてよい」と許可をもらった上で、しっかり動かしましょう。治療後から随分と時間が経ってしまったという患者さんも、可能な範囲から動かすようにしましょう。

　痛みを感じる時は無理やり動かす必要はありません。しかし、ある程度は動かしたほうが効果はあります。

■ 口唇の運動

　口唇がうまく閉じれないという場合には、口唇を強く閉じて「う」の形をつくります。そしてその状態を数秒間続けます。次に口角を引いて「い」の形をつくります。おなじく数秒間、続けます。この「う」と「い」の交互運動を行ってみましょう。また、「ぱ」の発音も上下の口唇が接することで出す音なので効果的です。

　もう少し負荷をかけたい人は、吹き笛なども効果的です（次ページ**図29**）。ただし、しっかり口唇を閉じないと息がもれてしまいますので、難易度は高いです。

■ 舌の運動

　舌が動かしにくい場合には、舌の運動範囲を拡大する練習をします。まず舌を前後左右上下に動かしましょう。はじめは口の外に出す（歯より

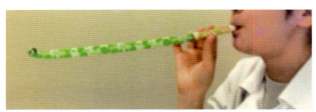

図29 吹き笛を使用した口唇の運動。しっかり口唇を閉じないと息が漏れてしまうので、難易度は高いです。

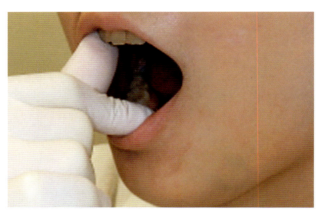

図30 指を使って下あごを開ける運動。できるだけ口を大きく開けて、やや痛みを感じる直前でとめ、5～10秒間、その位置を保持します。

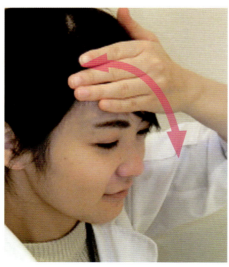

図31 嚥下おでこ体操。おでこに手をあてて、その手に抵抗を感じながら、強く下を向くことで、喉の筋肉を鍛えます。

も外に出す）ことも難しいかもしれません。舌圧子などを使用して、舌の動きと反対に押すこと（抵抗法）も、舌の力をつける効果があります。

❸ 下あごの運動

口を開けることが難しい場合には、できるだけ大きく口を開けて、開口量を増やす練習をします。やや痛みを感じたら、その直前でとめて、5～10秒間その位置を保持してください。

指を使って開ける方法も効果的です（**図 30**）。

❹ 喉の運動

喉（喉仏といわれる甲状軟骨や舌骨）の動きが悪い場合には、喉の筋肉を鍛える練習をします。これは、『嚥下おでこ体操』といわれるもので、おでこに手をあてて、その手に抵抗を感じながら、強く下を向くというものです（**図 31**）。

Chapter 8

手術後は経過観察が必要とのことですが、どういったことでしょうか？

解説 山城正司（NTT東日本関東病院 歯科口腔外科 部長）

1 経過観察とは

　手術や放射線療法などの抗がん治療が一段落すると、経過観察に入ります。経過観察とは、定期的に外来へ来ていただき、患者さんの話を聞き、診察して、必要に応じて画像検査、血液検査などを行うことです。がんの再発や転移がないかどうかはもちろん、ちゃんと食べられているか、社会生活をおくれているか、心配事はないかなど、身体的に、そして精神的にも問題がないかをチェックします。

　経過観察のための通院の間隔は、病状によりますが、

- 治療後1年間は月1～2回
- 2年後はおよそ2か月ごと
- 3年後は3か月ごと

のように年数が経つに連れて長くしていきます。

　がんの再発や転移、あるいは誤嚥性肺炎などが起きてしまった時は、早めに治療を検討する必要があります。そのため、痛む、むせる、だるい、体重が減っているなどの体調の変化が見られた時は、担当医へ伝えてください。また、うまくしゃべることができなかったり、食べられなかったりすることに悩み外出しなくなってしまう人や、再発や転移の不安から眠れなくなってしまう人もいます。「しかたのないこと」と考えずに、担当医へ相談しましょう。

② 経過観察はどれくらい続けるか

経過観察をいつまで続けるかは、担当医と相談して決定します。経過観察が終了しても、気になる症状があれば放置せずに受診しましょう。

口腔がんの再発や転移は2年以内に起こることが多く、その後は徐々に減っていき、がんの種類にもよりますが、たとえばもっとも多い扁平上皮がんでは5年で「治癒した」とされます。しかし、進行の遅いタイプでは、まれに5年以上たって再発や転移することがあります。また、口の中の別の場所に新たな口腔がんができることもあります。

経過観察が終了した後も、職場や地域で受けている定期健診は継続して受けましょう。口腔がんに罹った人は、喉（咽頭、喉頭）、食道、胃などの上部消化管に他のがんができることがあり、喫煙・飲酒歴がある患者さんは特に注意が必要です。定期的に健康診断、上部内視鏡（胃カメラ）検査も受けることをおすすめします。

禁煙、節酒、食事、睡眠など健康面に気をつけることはもちろんですが、虫歯や歯周病、義歯のケアなど、かかりつけ歯科で口の中の定期健診を受けることも大切です。

Chapter 9

再発や転移した場合は、どのように対応すればよいのでしょうか？

解説 山城正司（NTT東日本関東病院 歯科口腔外科 部長）

　浸潤と転移はがんの特徴であるため、再発と転移はある程度の確率で起きます。再発や転移に対する治療は長期になることも多く、治療を続けていくためには十分な栄養と睡眠をとって体力を維持することが大切です。

■ 再発や転移した場合の第一選択肢は、外科療法

　不幸にして再発や転移がわかった場合、大変なショックを受けることでしょう。しかし、がん治療の進歩は目覚ましく、口腔がん治療もこの10年で大きく進歩しました。従来からの外科療法、放射線療法、化学療法（抗がん薬）に加えて、分子標的治療薬（セツキシマブなど）、免疫療法（免疫チェックポイント阻害薬：ニボルマブなど）が導入され、多様な治療が可能になったのです（**Part 5 Chapter 3 参照**）。

　とはいえ、今でも治療の主体は外科療法、つまり手術によりがんを取り除くことです。再発や転移したがんに対しても、手術で切除可能と判断され、患者さんの全身状態が良好なら、現時点でもっとも予後がよいのは外科療法とされています。また、再発や転移が限られた範囲に留まっていれば放射線療法、あるいは放射線療法と薬物療法の組み合わせが選択されることもあります。

❷ 薬物療法で、がんとうまく付き合っていくことを選択することもある

- 再発や転移したがんが進行していて、手術で取り除くことが難しい場合
- 患者さんの全身状態に問題があり、手術の負担が大きいと予測される場合
- 患者さんや家族の希望

などにより、薬物療法が検討されることがあります。

かつては、がんを直接たたく抗がん薬しかなく、その効果は限られたものでした。しかし近年、がんを大きくさせない分子標的治療薬、自分の免疫力でがんを縮小させる免疫療法が開発され、大きな期待が寄せられています。ただし、これらの薬物でがんが消滅することもありますが、基本的にはがんを進行させないことを目的とします。つまり、患者さんが社会生活を続けられるように、がんとうまく付き合っていく『がんとの共生』を目指すものです。

なお、薬物療法は誰にでも効くというわけではなく、治療の効果には個人差があります。ある治療法で効果があり、がんが大きくならなければその治療をしばらく続け、効果がなくなったら他の治療へ切り替えることを検討します。また、どの薬をどの順番で使うのかは、ある程度の基準があります。患者さんがいきなり免疫療法を希望しても、適応外*のこともあります。

薬物療法では生命にかかわるような重篤な副作用が起こることもあり、薬物によっては腫瘍内科、皮膚科など、複数の診療科との連携が必要です。副作用は薬物によりさまざまですので、説明をよく聞いて、異常を感じたらすぐに担当医に報告しましょう。

※薬物療法、特に分子標的薬、免疫療法薬は適応が拡大され、新薬も開発されていることから、今後がん治療が大きく変わってくるかもしれません。

私の 口腔がん体験記

Tさん（現在 52 歳・男性／ 2006 年に口腔がん手術を体験）

2．心のリハビリテーション

　手術時の麻酔より目覚めてからは、患部の痛みがひどく、3日間は寝むれない日が続くような状態でした。しかし、徐々に痛みが引くとともに、手術の傷も少しずつ癒えていった記憶があります。口の中に傷があるわけですから、手術後しばらくは口で食事を取れるわけはなく、鼻から胃まで通した管で液体の食事を流し込んでいました。口の傷が癒えてくると、嚥下ができるかの確認や訓練を行って、サラサラのおかゆから始まり、徐々に粘度をアップしていくリハビリテーションを行いました。また、ほぼ寝たきりであったため体力も相当低下しており、まずは病院内を歩くことからリハビリテーションを始めていきました。

　しかし、嚥下機能、体力のリハビリテーションもさることながら、私にとって大きな力になったのは『心のリハビリテーション』だったと思います。ずいぶんと変わった自分の顔、今まで存在していた下の歯がたくさんなくなったこと、発声・発音がうまくできないこと、食事が満足に取れないこと――こういった現状を受け止め、前向きになることがとても大変でした。そんな心のリハビリテーションを支えてくれたのが、担当の先生、看護師さん、そして家族でした。

　家内は、当時小学生だった子どもを連れて、片道 30 キロの道のりを運転し、ほぼ毎日病室を訪れてくれました。大変な姿をしている自分の前ではけっして泣くこともなく、毎日笑顔を見せてくれたことが、どんなに私を支えてくれたことか――。時に病室のベッドの中に潜り込んできてそのまま寝てしまった子どもの寝顔を見たり触れたりすることが、どれだけ心を落ち着かせてくれたことか――。

　夕方、小学校が終わってから病院に駆けつけ、ほぼ面会時間終了までそばにいてくれたので、食事や家事など、そして自分の時間そのものなど、さまざまなことを犠牲にしてくれていたと思います。これまで支えてくれたかけがえのない家族に、心から感謝です。

116 ページ「3．人生の喜びを、1つ1つ重ねていこう」につづく

手術以外の治療を受けられる方へ

Chapter 1

薬物療法とは
どのような治療法でしょうか?

解説 光藤健司(横浜市立大学大学院 医学研究科 顎顔面口腔機能制御学 教授)

1 薬物療法には、化学療法と分子標的治療がある

　口腔がんの治療の主体は、手術と放射線療法です。また、抗がん薬を用いた化学療法、セツキシマブなどの分子標的薬を用いた分子標的治療があり、これらの治療法を薬物療法といいます。

　手術や放射線療法は『局所療法』といわれ、口腔がんの原発(最初に口の中にできた腫瘍)や頸部リンパ節への転移病巣に対し行われる治療です。しかし、全身に転移したがん細胞は手術ですべて取り除くことはできず、口腔がんが全身的かつ多発的に転移したところに放射線を照射する(あてる)こともできません。それに対し、薬物療法は全身に薬を行き渡らせることができることから『全身療法』といえます。

1) 薬物療法で用いる抗がん薬と分子標的薬とは

　化学療法で用いる抗がん薬は、がんの増殖を抑制し、転移や再発などを防ぐために用いられます。投与された抗がん薬は血液中に入り、全身を巡り体内のがん細胞にダメージを与えますが、正常な細胞や臓器にも同じようなダメージを与えてしまい、副作用として全身に悪い影響を及ぼします。そこで、がん細胞だけを狙い撃ちできる分子標的薬という薬剤の研究、開発が進められました。

　分子標的薬は、がん細胞の特徴である増殖・浸潤・転移などの悪い性質が現れる特徴的な分子を狙って、それを抑え込む薬剤です。セツキシマブは口腔がんを含む頭頸部がんに対して適応となっている分子標的薬ですが、がん細胞の増殖に関わる上皮成長因子受容体に結合することによってこの受容体の働きを抑え、がん細胞の増殖を抑制する作用があります。

２）目的に応じて、錠剤や点滴などを使い分ける

　薬物療法で用いる薬剤は多くの種類があり、その目的に応じて使い分けられます。錠剤やカプセルなどの飲み薬、点滴や注射などで血管（静脈）に注射する方法（全身化学療法）のほか、口腔内の原発腫瘍に栄養を送る動脈にカテーテルを置いて、集中的に抗がん薬を注入する動注（動脈注射）という方法があります（動注化学療法）。動注化学療法は、全身化学療法と比較すると高濃度の抗がん薬が腫瘍に分布することから、局所の効果を高める治療法です。

　その他、口腔がんを含む頭頸部扁平上皮がんの再発あるいは転移性に対して、免疫チェックポイント阻害薬であるニボルマブという薬剤の有効性が発表されました。現在では、シスプラチンなどのプラチナ系の抗がん薬に抵抗性を示す（効果がない）頭頸部扁平上皮がんに対して使用されます。

■2 薬物療法が用いられる場面

　薬物療法を単独で行うおもな目的は次の３つです。

１）根治療法前に行う『導入化学療法』として

　根治療法とは、病気の完全治癒を目指して行う治療法のことです。導入化学療法は、
　①手術や放射線療法などの根治療法前に腫瘍を小さくし、その後の手術や放射線療法の成績を高める
　②導入化学療法によって腫瘍がきわめて小さくなった場合には、手術を行わずに放射線療法を行い、臓器温存（手術を行わないこと）を図る
　③切除不能例（手術ができない症例）に対する生存割合を向上させる
　④小さな遠隔転移細胞を根絶する
などを目的として行われます。

２）初回の根治療法後の再発、転移を予防する目的で行う『維持（補助）化学療法』として

　手術あるいは化学放射線療法などの最初の根治療法で、腫瘍が完全消失あるいは完全切除されたと考えられる場合でも、再発や転移してしまうこ

とがあります。『維持（補助）化学療法』とは、このような再発や転移を予防するために、再発のリスクの高い進行がんの根治療法後に化学療法を継続することです。

3）再発、転移症例に対して行われる薬物療法として

根治療法後に腫瘍の再発、あるいは遠隔転移を有する場合にも、薬物療法は行われます。複数の抗がん薬あるいは分子標的薬であるセツキシマブを組み合わせた治療や、プラチナ抵抗性の口腔がんの再発・転移症例に対してはニボルマブを用いることがあります。

3 薬物療法で用いられる薬物とその副作用

1）抗がん薬

口腔がんに用いるおもな抗がん薬としては、プラチナ製剤、代謝拮抗薬、微小管阻害薬などがあります（**表4**）。

①プラチナ製剤の特徴とおもな副作用

シスプラチン、カルボプラチン、ネダプラチンなどのプラチナ製剤には、構造の中に金属の白金を含有し、がん細胞の DNA と結合して複製を妨げ、がん細胞の分裂や増殖を抑えることで抗腫瘍効果を発揮します。

高い抗腫瘍効果がありますが、腎機能障害、悪心・嘔吐、食欲不振などの消化器症状や、骨髄抑制などの重篤な副作用が起こることがあります。

②代謝拮抗薬の特徴とおもな副作用

5-FU、TS-1、UFT などの代謝拮抗薬は、がん細胞の分裂や増殖の際に必要な物質であるピリミジンに似た構造で、ピリミジンのかわりにがん細胞に取り込まれることで、DNA の合成を阻害して抗腫瘍効果を発揮します。

代謝拮抗薬のおもな副作用は、骨髄抑制、食欲不振、悪心・おう吐などの消化器症状、肝機能障害、循環器障害、口内炎、色素沈着などです。

表4 抗がん薬の種類と副作用

種類	抗がん薬名	おもな副作用
プラチナ製剤	シスプラチン カルボプラチン ネダプラチン	腎機能障害 骨髄抑制 食欲不振　悪心・おう吐 ショック症状 アナフィラキシー症状
代謝拮抗薬	5-FU TS-1 UFT	食欲不振　悪心・おう吐 骨髄抑制 肝機能障害 循環器障害 皮膚・粘膜障害 間質性肺炎
微小管阻害薬	ドセタキセル パクリタキセル	骨髄抑制 食欲不振　悪心・おう吐 末梢神経障害 肝機能障害 皮膚・粘膜障害 間質性肺炎

③微小管阻害薬の特徴とおもな副作用

　ドセタキセル、パクリタキセルなどの微小管阻害薬は、がん細胞の分裂に必要な微小管の働きを阻害することにより、がん細胞の分裂を妨げることで抗腫瘍効果を発揮します。

　微小管阻害薬の副作用は、骨髄抑制、食欲不振、悪心・おう吐などの消化器症状、末梢神経障害、肝機能障害、脱毛、口内炎などです。

表5 分子標的薬・免疫チェックポイント阻害薬の副作用

種類	抗がん薬名	おもな副作用
分子標的薬	セツキシマブ （アービタックス®）	重度の infusion reaction 重度の皮膚症状 間質性肺疾患 心不全 重度の下痢 血栓塞栓症 感染症
免疫チェックポイント 阻害薬	ニボルマブ （オプジーボ®）	間質性肺疾患 重症筋無力、心筋炎 大腸炎 １型糖尿病 免疫性血小板減少性紫斑病 肝機能障害、肝炎 甲状腺機能障害 神経障害 腎障害 副腎障害 脳炎 重度の皮膚障害 深部静脈血栓症 Infusion reaction

2）分子標的薬・免疫チェックポイント阻害薬

　口腔がんに用いられる分子標的薬・免疫チェックポイント阻害薬には、**表5**に示す２種類があります。

①分子標的薬・免疫チェックポイント阻害薬の特徴

　分子標的薬であるセツキシマブは、がん細胞の増殖に関わる上皮成長因子受容体の働きを選択的に抑え、腫瘍増殖や転移に関与する多くの細胞機能（細胞増殖、細胞生存、細胞運動、腫瘍内血管新生および細胞浸潤など）を抑制します。

　また、免疫チェックポイント阻害薬であるニボルマブは、免疫細胞であるＴ細胞を回復・活性化させ、抗腫瘍効果を示します。

表6 導入化学療法の推奨レジメン

レジメン	用量	用法
PF	CDDP 100mg/m^2, day 1 5-FU 1000mg/m^2, day 1-4	3週毎 3サイクル
TPF	DTX 75mg/m^2, day 1 CDDP 75mg/m^2, day 1 5-FU 750mg/m^2, day 1-5	3週毎 3サイクル

CDDP：シスプラチン　DTX：ドセタキセル

②分子標的薬・免疫チェックポイント阻害薬のおもな副作用

分子標的薬・免疫チェックポイント阻害薬にはそれぞれ特徴的な副作用があるため、腫瘍内科医、緩和ケアチームと連携し、治療を行うことが必要です。特に infusion reaction といわれる薬剤投与後24時間以内に現れる過敏症などの症状は、重篤な場合、呼吸困難や気管支痙れん、ショックなどのアナフィラキシー症状、心停止などを起こすこともあり、十分な注意、管理のもと使用されます。

③ 薬物療法は治療計画（レジメン）によって細かく管理される

口腔がんに対する薬物療法は、単剤で投与することもあれば、複数の薬剤を組み合わせて投与することもあります。投与する薬剤の種類や量、期間、手順などの計画は時系列で細かく決められています。その治療計画書をレジメンといい、このレジメンにしたがって薬が投与されます。

1）導入化学療法の治療計画（レジメン）

先述のとおり、導入化学療法とは根治療法前に行われる薬物療法のことです。シスプラチンと 5-FU の2剤を用いる PF 療法、あるいはこれらにドセタキセルを加えた TPF 療法のレジメンがあります（**表6**）。

２）維持（補助）化学療法の治療計画（レジメン）

　根治療法後の再発、転移を予防する目的で行う維持（補助）化学療法では、いくつかの方法が検討されています。術後に TS-1、UFT などの経口による抗がん薬の投与が行われていますが、明確な有効性は証明されていません。

３）再発、転移症例に対する薬物療法の治療計画（レジメン）

　再発・転移症例に対する薬物療法では、プラチナ製剤であるシスプラチンをベースとした治療が初回の薬物療法として行われます（**表7**）。しかし、腎機能障害によりシスプラチンが投与できない場合には、パクリタキセル（PTX）＋カルボプラチン（CBDCA）＋セツキシマブ（Cmab）、あるいはパクリタキセル（PTX）＋セツキシマブ（Cmab）などのレジメンがあります。

　その他、プラチナ製剤を含む薬物療法後の６か月以内に効果が得られず、腫瘍が増大するような患者さんに対しては、ニボルマブの有効性が報告されています。

表7 再発・転移口腔がんに対する薬物療法

レジメン	用量	用法
PF+Cmab	CDDP 100mg/m^2, day 1 （CBDCA AUC 5, day 1） 5-FU 1000mg/m^2 day1-4 Cmab 400mg/m^2（初回） 　　　250mg/m^2（2回目以降毎週投与）	PFは3週毎、最大6サイクル 以後PDまたは許容できない毒性が出現するまでCmab単独投与
PTX+CBDCA +Cmab	PTX 100mg/m^2, day 1, 8 CBDCA AUC 2.5 day 1, 8 Cmab 400mg/m^2（初回） 　　　250mg/m^2（2回目以降）	PTX、CBDCAは3週毎、最大6サイクルまで 以後PDまたは許容できない毒性が出現するまでCmab単独投与
PTX+Cmab	PTX 80mg/m^2 Cmab 400mg/m^2（初回） 　　　250mg/m^2（2回目以降）	PDまたは許容できない毒性が出現するまで
CDDP+Cmab	CDDP 100mg/m^2 day 1 Cmab 400mg/m^2（初回） 　　　250mg/m^2（2回目以降）	CDDPは4週毎、最大6サイクルまで
TPF療法	DTX 75-80mg/m^2 day 1 CDDP 100mg/m^2 or 40mg/m^2 day2, 3 5-FU 1000mg/m^2 day 1-3 or day 1-4	3週毎、3サイクル
ニボルマブ	ニボルマブ 3mg/kg day 1	2週毎、PDまたは許容できない毒性が出現するまで

CDDP：シスプラチン　CBDCA：カルボプラチン　PTX：パクリタキセル
DTX：ドセタキセル　Cmab：セツキシマブ　PD：腫瘍増大　PF：シスプラチン、5-FU
TPF：ドセタキセル、シスプラチン、5-FU

Chapter 2

放射線療法とは
どのような治療法でしょうか？

解説 三浦雅彦（東京医科歯科大学 口腔放射線腫瘍学分野 教授）
戒田篤志（東京医科歯科大学 口腔放射線腫瘍学分野 助教）

■ 放射線療法とは

　放射線療法とは、放射線が細胞にダメージ（おもに DNA への傷）を与え、細胞死を引き起こす作用を応用した治療法です。放射線療法の最大の特徴は、手術と異なり、形態や機能の温存が可能な点で、食事や発声など多くの機能を有する口腔領域では非常に有意義な治療法といえます。

　放射線療法は、第一にがんを根治させることを目的として行われることが多いのですが、それとは別に、将来的な再発や転移のリスクを抑えるために予防的に行われることもあり、しばしば手術後の追加治療の１つとして行われます。また、がんの根治や予防的な目的ではなく、がんにより口腔機能に何かしらの障害が出現している場合や痛みがある場合に、そうした症状を和らげる目的で緩和的に放射線療法が行われることがあります。このように放射線療法は、さまざまな目的のもとで行われます。

② 放射線療法の方法

　口腔がんの放射線療法には、おもに外部放射線療法と小線源治療の２つの方法があります。

１）外部放射線療法（外照射）

　直線加速器というエネルギーの高いエックス線を発生させる装置を用いて、体の外側から放射線を照射する方法です。これが現在、一般的に行われている放射線療法で、侵襲はまったくありません。しかし、ほとんどの場合、毎日少ない線量を少しずつ照射する分割照射が行われるため、治療

期間は1～2か月と長期にわたります。

口腔がんでは、この方法は手術よりもがんを根治させる成績において劣るため、手術ができない患者さんに対する次善の治療法として、あるいは手術を前提とした術前治療や緩和目的などに用いられます。成績を上げるために、化学療法と一緒に治療が行われることもあります。

2）小線源治療

放射線を放出する金属（放射線源）をがんに留置することで、がんの内部から放射線を照射する方法です。弱い放射線を持続的に5日前後連続して照射する方法（低線量率小線源治療／**図32**）と、強い放射線を断続的に5～7日間で10回程度照射する方法（高線量率小線源治療）がありますが、いずれも放射線源をがん自体に留置する必要があるため、やや侵襲があります。また、特殊な設備や専用病室が必要なため、現在行われている病院も限られています。

しかし、外部放射線療法よりも放射線をがんに集中させることができるので、より多くの線量を照射可能であり、その結果、早期口腔がんであれば、手術と同程度に高い確率で治癒させることができます。さらに、治療

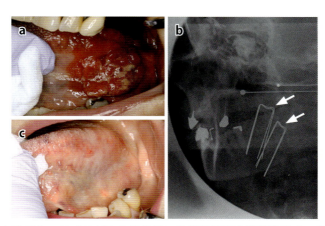

図32 左舌がんへのイリジウム針を用いた低線量率小線源治療の一例。**a**：治療前。左舌縁部にがんが認められます。**b**：舌がんに対してイリジウム針（矢印）が2か所に刺入されている状態のエックス線線写真。**c**：治療後。左舌縁部に認められたがんは消失しました。

期間も約 1 週間であり、外部放射線療法と比較して短期で終了します。

❸ 放射線療法の流れ

1）外部放射線療法の流れ

外部放射線療法を開始する前に、いくつかの準備が必要となります。

まず、CT 撮影を行い、がんや正常組織との位置関係を三次元的に把握します。またその際に、位置精度を高めるためにシェルという頭から首（または肩）までを覆う固定用のマスクや、口腔内に装着するマウスピースを各患者さん用に作り、以後、治療終了まで使用します。

次に、撮影された CT 画像をもとにして治療計画（方向性、強度など）を立案し、最良の照射方法を患者さんに適用します。

放射線療法開始後は、治療に併行して週 1 回程度のペースで診察も行い、病気の状態や副作用の出現について経過を見ていきます。 1 回の治療時間は、照射方法に応じて異なりますが 10 ～ 20 分程度と比較的短く、侵襲もないため、通院での治療が可能です。

2）小線源治療の流れ

小線源治療には、前述したように 2 つの方法がありますが、いずれも入院が必要な治療法です。

低線量率小線源治療では、局所麻酔後、がんに放射線源である金粒子またはイリジウム針を病気の大きさに応じて必要数刺入します。刺入後、がんに目的の線量が照射されるまで線源は置かれたまま（留置）となるため、他の患者さんへの被曝を避けるために、鉛で補強された専用病室で過ごしてもらいます。患者さんの状態にもよりますが、5 日前後の留置期間を経て、退院となります。イリジウム針で治療した場合は、退院前に針を抜きます。しかし、金粒子で治療した場合は、金粒子は小さくかつ放射能の半減期が短く、また人体にとって害になることもないため、金粒子は留置したままの退院となります。

高線量率小線源治療では、低線量率小線源治療とは異なり、放射線源を直接刺入するかわりに、線源を通すことができるチューブをがんに挿入します。照射時には線源が格納された装置とチューブを繋げ、遠隔操作で

チューブ内に線源を送達させることで照射が行われます。遠隔操作での照射を1日2回、5〜7日間行うことで治療は終了となります。高線量率小線源治療では、照射の時以外は線源が口腔内に留置されないため、一般病室への入院が可能です。

４ 放射線療法の副作用

　放射線療法の副作用は、その発症時期に応じて、早期障害と晩期障害の2つに分けられます。

1）早期障害

　口腔領域では、治療中または治療後数週間程度で、照射方法にかかわらずほとんどの患者さんが一時的に口内炎や味覚障害を発症します。また、外部放射線療法では皮膚にも放射線が照射されるため、照射範囲に皮膚炎も出現します。耳下腺や顎下腺といった唾液を分泌する組織にも放射線が照射された場合には、唾液が出にくくなるため、口の乾きが生じます。ただし、いずれの症状も時間の経過とともに治癒します。

　口内炎により痛みがある場合は、痛み止めの内服や麻酔薬を含むうがい薬を用いて対処します。皮膚炎の症状がひどい場合には軟膏の塗布により症状の緩和を図りますが、皮膚科の受診をすすめる場合もあります。

2）晩期障害

　晩期障害は、治療後数か月〜数年経過した後に生じる副作用のことです。口腔がんに放射線療法を行う際、多くの場合で下あごの骨にもかなりの放射線が照射されます。そのため、抜歯の実施や口腔内の状態によっては、下あごの骨が腐ってしまう顎骨壊死が生じることがあります。また、放射線が照射された部分の粘膜を刺激物や硬い食べ物、または入れ歯などで傷つけてしまうことで、口内炎よりも深い潰瘍を生じてしまうことがあります。いずれの障害も生じる確率はかなり低いですが、一度発症すると経過が長く、回復が難しい場合があります。

　痛みがあったり、腫れたりしている場合には、痛み止めや抗菌薬を用いて経過を見ます。

Chapter 3

化学放射線療法とは
どのような治療法でしょうか？

解説 光藤健司（横浜市立大学大学院医学研究科 顎顔面口腔機能制御学 教授）

1 化学放射線療法とは

　化学放射線療法とは、文字どおり化学療法と放射線療法を組み合わせて行う治療法です。

　放射線療法に抗がん薬などの薬物を併用する目的は、放射線療法の効果を増強する放射線増感効果と、照射野以外（放射線のあたっている領域以外）の潜在的ながんの病巣を制御することです。そのため、放射線療法単独より化学放射線療法のほうが治療効果は高いとされています。

　口腔がんは、手術（±術後補助療法）が標準治療です。化学放射線療法は切除不能（手術で取り切れない）あるいは患者さんが手術を拒否する場合に行われる治療法です。

2 化学放射線療法に使われる薬と副作用

1）化学放射線療法の治療計画（レジメン）

　世界的に標準とされている化学放射線療法の治療計画（レジメン）は、シスプラチン（$100mg/m^2$）を放射線療法開始と同時に、3週間を1コースとして3コース行う方法です（**表8**）。放射線療法は、1日2グレイ、週5日間で10グレイ、7週間の治療を行い、全部で70グレイの照射となります。また、シスプラチンと5-FUとの2剤による化学療法と放射線療法の組み合わせもあります。その他、分子標的薬であるセツキシマブを最初$400mg/m^2$投与し、2週目（day 8）からは$250mg/m^2$で8週間連続投与、放射線療法は2週目から開始し、全部で70グレイ照射する治療法があります。

100

表8 化学放射線療法（分子標的薬含む）のレジメン

レジメン	用量	用法	放射線の線量
CDDP-RT	CDDP 100mg/m^2, day 1	3週毎 3サイクル	70グレイ
PF-RT	CDDP 20mg/m^2, day 1-4 5-FU 1000mg/m^2 day 1-4	3週毎 3サイクル	70グレイ
Cmab-RT	Cmab 400mg/m^2（初回） 250mg/m^2（2回目以降）	毎週投与 8サイクル	70グレイ

CDDP：シスプラチン　Cmab：セツキシマブ　RT：放射線療法
PF：シスプラチン、5-FU

　根治手術後の再発のリスクが高い患者さん（手術で切除した断端と腫瘍が近接している、頸部の転移リンパ節が被膜を破って大きくなっている節外浸潤）に対しては、術後補助療法として化学放射線療法を行うことがあります。治療計画（レジメン）は**表8**の CDDP-RT と同じですが、放射線量は 66 グレイです。

　なお、シスプラチンによる化学放射線療法は、高齢者、パフォーマンス・ステータスの低下（日常生活が制限されている状態／**Part 4 Chapter 2 参照**）、腎機能障害などの臓器障害や併存疾患（持病）を有する患者さんには投与することが困難とされています。一方、セツキシマブには循環器系や腎臓、骨髄、神経などへの毒性が少ないことから、軽微な臓器障害を有する、もしくは障害が懸念される患者さんに対してもセツキシマブと放射線療法は有効とされています。しかし、放射線の照射野以外（放射線があたっていない部位）の皮膚毒性、infusion reaction（薬剤投与後 24 時間以内に現れる過敏症）、間質性肺炎などの副作用もあり、患者さんの全身状態から治療法を検討する必要があります。

2）化学放射線療法の副作用

　化学放射線療法の副作用は、それぞれの薬剤による副作用に加え、放射線療法が併用されるため照射野に一致した部位の皮膚炎や口内炎が強く出

現します。そのため化学放射線療法では、副作用を予防したり軽減する支持療法や、栄養サポートチームの協力が大変重要です。

　また、治療の後になって生じる副作用として、口腔乾燥、味覚障害、放射線によって引き起こされる下あごの骨髄炎などもあるため、治療後の経過観察、場合によっては症状に合わせた治療が必要です。

動注化学放射線療法の効果

　口腔内の原発腫瘍に栄養を送る動脈にカテーテルを置いて、集中的に抗がん薬を注入する動注化学療法は、全身化学療法と比較すると高濃度の抗がん薬が腫瘍に分布されることから、局所の効果を高める治療法として注目を集めています。では、この動注化学療法に放射線療法を組み合わせた動注化学放射線療法の効果はあるのでしょうか？

　実は、進行口腔がんに対して良好な治療成績を示したとする報告はありますが、標準治療である手術と比較した報告はなく、その効果はまだわかりません。また、動注化学放射線療法は専門的な知識と技術、そしてその蓄積が必要なため、現状では治療に慣れている施設で行う必要があります。そのため、今のところはまだ一般的な治療法とはいえないようです。

Chapter 4

セカンドオピニオンの受け方を
教えてください

解説 山城正司（NTT東日本関東病院 歯科口腔外科 部長）

1 セカンドオピニオンとは

　セカンドオピニオンとは、担当医以外の他の病院の医師などに、診断や手術、治療方針について「第2の意見」を聞くことです。

　多くの患者さんは、がんの知識も少なく、口腔がんと告知されたショックで、冷静に調べて検討する余裕もないことでしょう。担当医のすすめる治療が自分にとって「はたして最良の選択なのか？」と疑問に思うこともあります。いうまでもなく、がん治療は十分な説明を受けて、納得して行うべきです。担当医の説明に納得できれば必要ありませんが、そうでない場合は、セカンドオピニオンは患者さんにとって最良の治療を選択するための助けになるものです。

2 セカンドオピニオンの受け方

　セカンドオピニオンを求める患者さんは少なくありません。通常は、そのことで担当医との関係が悪くなることはありません。希望があれば、遠慮なく担当医へ申し出てください。

　セカンドオピニオンについて担当医に相談する際は、まず、どの施設で、誰にセカンドオピニオンを受けるのか、何を聞きたいのか、その目的をはっきりさせましょう。

- 自分の口腔がんはどのような段階なのか
- 他の選択肢はないのか
- すすめられている治療のメリット、デメリット

など、聞きたいことは紙に書き出したほうがよいでしょう。

103

また、セカンドオピニオンを受ける病院がわからなければ、担当医に相談してもよいでしょう。患者さんの関心のある治療を行っている病院や、症例数の豊富な病院に依頼することが多いようです。

　セカンドオピニオンを受ける病院と目的が決まったら、担当医に伝えて、紹介状と診断情報をもらいます。診療情報はこれまでの経過、病理診断や画像診断などの検査結果で、セカンドオピニオンを受けた医師はこの診療情報をもとに意見を述べます。

　セカンドオピニオンは診察ではなく相談なので、保険診療ではなく自費診療となり、料金は病院によって設定されています。他の病院での診察、治療を希望する場合は、セカンドオピニオンではなく、転院目的の紹介状を書いてもらうことになります。

　なお、セカンドオピニオンで納得がいかず、さらにサードオピニオンを求める患者さんもいます。がん治療という重大な決定を前に慎重になるのは当然で、多くの専門家の意見を聞きたくなるのかもしれません。しかし、紹介状をもらい、予約を取って意見を聞くまでには時間を要します。その間にがんが進行してしまうことがあり、治療を難しくしてしまう可能性もあります。

　セカンドオピニオンの予約の取り方や費用は、受ける病院へ問い合わせるか、病院ホームページに書いてあることが多いので、調べてみてください。あまり時間はかけられないかもしれませんが、患者さんや家族が納得できる治療を実現できるように考えてみましょう。

Part 6

ご存知ですか？
口腔がんの治療に利用できる
高額療養費制度

Chapter 1
高額療養費制度について教えてください

解説 小林隆太郎（日本歯科大学附属病院 口腔外科 教授）

1 高額療養費制度とは

　高額療養費制度とは、医療費の家計負担が重くならないよう、医療機関や薬局の窓口で支払う医療費が1か月（歴月：1日から末日まで）で上限額を超えた場合、その超えた額を支給する制度です（**図33 および『高額療養費制度の仕組み』参照**）。ただし、入院時の食費負担や差額ベッド代などは含まれません。

　以下に、一般的な仕組みを提示します。なお、ここで紹介する資料は、すべて厚生労働省保険局による『「高額療養費制度」を利用される皆さまへ』（平成30年8月診療分から）から作成しています。制度の変更などにより情報が更新されることがありますので、厚生労働省のHPを参照ください。

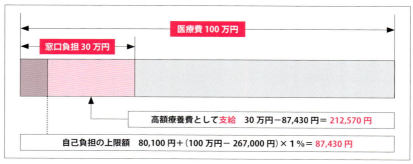

図33 70歳以上・年収約370万円〜770万円の場合（3割負担）の患者さんが、100万円の医療費で窓口の負担（3割）が30万円かかる場合の計算例。高額療養費として212,570円が支給され、実際の自己負担額は87,430円になります。

高額療養費制度の仕組み（平成 30 年 8 月診療分から）①

【上限額の決まり方】

- 毎月の上限額は、①70 歳以上かどうか、②加入者の所得水準、によって分けられます。
- 70 歳以上の患者さんには、外来だけの上限額も設けられています。
- 1人1回分の窓口負担では上限額を超えない場合でも、複数の受診や、同じ世帯にいる他の方（同じ医療保険に加入している方に限る）が、窓口でそれぞれ支払った自己負担額を1か月単位で合算することができます。その合算額が一定額を超えた時は、超えた分を高額療養費として支給します（ただし、69 歳以下の方の受診については、21,000 円以上の自己負担のみ合算されます）。
- 過去 12 か月以内に 3 回以上、上限額に達した場合は、4 回目から「多数回」該当となり、上限額が下がります。

① 70 歳以上の患者さんの上限額

適用区分		外来（個人毎）	ひと月の上限額（世帯毎）
現役なみ	年収約 1,160 万円〜 標報 83 万円以上／課税所得 690 万円以上	252,600 円＋（医療費− 842,000）× 1 %	
	年収約 770 万円〜約 1,160 万円 標報 53 万円以上／課税所得 380 万円以上	167,400 円＋（医療費− 558,000）× 1 %	
	年収約 370 万円〜約 770 万円 標報 28 万円以上／課税所得 145 万円以上	80,100 円＋（医療費− 267,000）× 1 %	
一般	年収 156 万〜約 370 万円 標報 26 万円以下 課税所得 145 万円未満など	18,000 円 （年 144,000 円）	57,600 円
住民税非課税など	Ⅱ 住民税非課税世帯	8,000 円	24,600 円
	Ⅰ 住民税非課税世帯 （年金収入 80 万円以下など）		15,000 円

注） 1つの医療機関などでの自己負担（院外処方代を含む）では上限額を超えない時でも、同じ月の別の医療機関などでの自己負担を合算することができます。この合算額が上限額を超えれば、高額療養費の支給対象となります。

次ページに続く

高額療養費制度の仕組み（平成30年8月診療分から）②

② 69歳以下の患者さんの上限額

適用区分		ひと月の上限額（世帯毎）
ア	年収約1,160万円〜 健保：標報83万円以上 国保：旧ただし書き所得901万円超	252,600円＋（医療費－842,000）×1％
イ	年収約770〜約1,160万円 健保：標報53万〜79万円 国保：旧ただし書き所得600万〜901万円	167,400円＋（医療費－558,000）×1％
ウ	年収約370〜約770万円 健保：標報28万〜50万円 国保：旧ただし書き所得210万〜600万円	80,100円＋（医療費－267,000）×1％
エ	〜年収約370万円 健保：標報26万円以下 国保：旧ただし書き所得210万円以下	57,600円
オ	住民税非課税者	35,400円

注） 1つの医療機関などでの自己負担（院外処方代を含む）では上限額を超えない時でも、同じ月の別の医療機関などでの自己負担（69歳以下の場合は21,000円以上であることが必要）を合算することができます。この合算額が上限額を超えれば、高額療養費の支給対象となります。

③ 世帯全体で合算した場合の上限額
（75歳以上（一般区分）／ AさんとBさんが同じ世帯にいる場合）

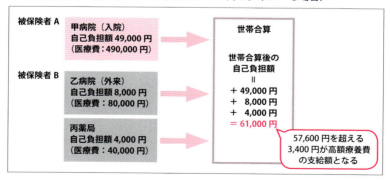

④多数回に該当した場合の上限額

70 歳以上の患者さんの場合（平成 30 年 8 月以降の診療分）		
所得区分	本来の負担の上限額	多数回該当の場合
年収約 1,160 万円〜の方	252,600 円＋（医療費－ 842,000）× 1 %	140,100 円
年収約 770 万円〜約 1,160 万円の方	167,400 円＋（医療費－ 558,000）× 1 %	93,000 円
年収約 370 万円〜約 770 万円の方	80,100 円＋（医療費－ 267,000）× 1 %	44,400 円
〜年収約 370 万円の方	57,600 円	44,400 円

69 歳以下の患者さんの場合		
所得区分	本来の負担の上限額	多数回該当の場合
年収約 1,160 万円〜の方	252,600 円＋（医療費－ 842,000）× 1 %	140,100 円
年収約 770 万円〜約 1,160 万円の方	167,400 円＋（医療費－ 558,000）× 1 %	93,000 円
年収約 370 万円〜約 770 万円の方	80,100 円＋（医療費－ 267,000）× 1 %	44,400 円
〜年収約 370 万円の方	57,600 円	44,400 円
住民税非課税者	35,400 円	24,600 円

❷ 高額療養費制度によく寄せられる質問

　高額療養費制度について、より詳しい内容を把握するため、厚生労働省作成の『高額療養費制度に関係する内容のＱ＆Ａ』を、口腔がんの治療に関係すると思われる内容に整理しまとめました。

　申請、支払いなどについての詳細は、ご自身が加入されている健康保険組合などに確認・相談しましょう。

問1　高額療養費の支給申請はどのように行えばよいですか？

　患者さん本人が加入している公的医療保険（健康保険組合・協会けんぽの都道府県支部・市町村国保・後期高齢者医療制度・共済組合など。以下「医療保険」と略）に、高額療養費の支給申請書を提出または郵送することで支給が受けられます（病院などの領収書添付を求められる場合もあります）。

　加入されている医療保険によっては、「支給対象となります」と支給申請をすすめたり、自動的に高額療養費を口座に振り込んでくれたりするところもあります。どの医療保険に加入しているかは、保険証（被保険者証）の表面にて確認しましょう。

問2　どのような医療費が、高額療養費制度の支給の対象となりますか？

　保険適用される診療に対し、患者さんが支払った自己負担額が対象です。食費・居住費、差額ベッド代・先進医療にかかる費用などは、高額療養費の支給の対象ではありません。

　なお、患者さんが69歳以下の場合で、自らの自己負担額を合算するためには、医療機関や薬局が作成する医療保険へ提出する診療報酬の請求書（レセプト）1枚あたりの1か月の自己負担額が21,000円以上であることが必要です。

問3　高額療養費を申請した場合、支給までにどのくらいの時間がかかりますか？

　受診した月から少なくとも3か月程度かかります。医療費の支払いが困難な時には、無利息の「高額医療費貸付制度」を利用できる場合があるの

で、加入されている医療保険に問い合わてみましょう。

問4　支給申請はいつまでさかのぼって行うことができますか？

　高額療養費の支給を受ける権利の消滅時効は、診療を受けた月の翌月の初日から2年です。

問5　負担の上限額は、加入している健康保険によって変わりますか？

　各医療保険で共通の負担の上限額が設定されていますが、組合独自の「付加給付」として、共通の額よりも低い負担の上限額を設定しているところもあります。また、自治体によっては独自の医療費助成制度があり、医療機関の窓口での支払額が高額療養費の負担の上限額より低くなる場合があります。

問6　入院する場合に、窓口での支払いを負担の上限額までに抑えるには、どのような手続きが必要になりますか？

　入院する前に、加入されている医療保険から「限度額適用認定証」または「限度額適用・標準負担額減額認定証」の交付を受け、医療機関の窓口でこれらの認定証を提示する必要があります。

　69歳以下の患者さんについては全員、70歳以上の患者さんについては、住民税非課税の方に加え、平成30年8月から新たに現役並みⅠ・Ⅱ（年収約370万円～約1,160万円）の方が対象となります。70歳以上で現役並みⅠ・Ⅱに該当する患者さんは、新たに「限度額適用認定証」が発行されることとなるので、市区町村窓口にて「限度額適用認定証」の交付を申請することをおすすめします。

　なお、限度額適用認定証の交付を受けていなくても、後日、上限額を超えて支払った額を払い戻すことは可能です。

問7　高額医療・高額介護合算療養費制度は、高額療養費制度とは別の制度なのでしょうか？

　高額医療・高額介護合算療養費制度（以下「合算療養費制度」と略）は、世帯内の同一の医療保険の加入者について、毎年8月から1年間にかかった医療保険と介護保険の自己負担を合計し、基準額を超えた場合に、その

超えた金額を支給する制度です。高額療養費制度が「月」単位で負担を軽減するのに対し、合算療養費制度は「月」単位での負担軽減があっても、なお重い負担が残る場合に「年」単位でそれらの負担を軽減する制度です。

問8　医療費控除制度とはどう違うのでしょうか？

　医療費控除とは、所得税や住民税の算定において、自分または生計を1つにする配偶者や、その他の親族のために医療費を支払った場合に受けることができる一定の金額の所得控除のことで、高額療養費とは別の制度です。

問9　「世帯合算」では、家族のどの範囲まで自己負担額を合算できるのでしょうか？

　自己負担額の合算は、同一の医療保険に加入する家族を単位として行われます。共働きの夫婦など、別々の健康保険に加入していれば、住所が同じでも合算の対象となりません。また、健康保険の被保険者（例：45歳のサラリーマン）と後期高齢者医療制度の被保険者（例：80歳の高齢者）が同居されている場合も、それぞれの医療費は合算の対象となりません。

問10　同じ世帯に69歳以下と70歳以上の家族がいる場合は、どのような自己負担額が適用されるのでしょうか？

　同じ世帯に69歳以下と70歳以上の方がいる場合、以下のような手順で、家族の自己負担額を合算し、その合計が世帯全体の自己負担の上限を超えないようにしています。

①70歳以上の方について、外来の自己負担額を個人ごとに合算した額に、70歳以上の方の外来における負担の上限額をそれぞれ当てはめ、差額を支給。

②70歳以上の方の入院分の自己負担額と、①によってもなお残る自己負担額とを合計した額に、70歳以上の方の世帯における負担の上限額を当てはめ、差額を支給。

③69歳以下の方の自己負担額と、②によってもなお残る自己負担額を合計した、世帯全体の自己負担額に、世帯全体における負担の上限額を当てはめ、差額を支給。

問 11　病院で複数の診療科に受診した場合、それぞれの診療科での自己負担が、合計すると自己負担限度額を超える場合は、高額療養費の請求ができますか？

　平成 22 年 4 月からは、いわゆる「旧総合病院」において複数の診療科のレセプトを一本化したので、高額療養費の請求も、1 つの医療機関としてまとめて行うことができるようになりました。

　なお、医科と歯科、入院と外来とではレセプトが分かれますが、窓口負担が、

　　① 69 歳以下の方は 21,000 円以上のものについて

　　② 70 歳以上の方は窓口負担の額にかかわらず

それらを合算して高額療養費を請求することができます。

113

Chapter 2

高額療養費についての相談窓口を教えてください

解説 小林隆太郎（日本歯科大学附属病院 口腔外科 教授）

1 公的機関の問い合わせ先

高額療養費についての問い合わせ先は、どの医療保険制度に加入しているかで変わります。まずは、お持ちの被保険者証で、保険者の名前を確認しましょう（**表9**）。

制度の基準額や要件は、自治体や保険者※、または医療相談室に相談しましょう。入院されている病院の医事課入院担当部署に相談し、具体的な内容を確認することも大切です。

2 病院での相談窓口

入院されているそれぞれの病院によって相談のシステムは異なりますが、何よりも1人で悩まずに、まずは病院内の相談室に尋ねてみましょう。

病気になると、体のことばかりでなく、さまざまな心配事や問題が起こってきます（**表10**）。相談室では、入院・通院されている患者さんやそのご家族の力になれるよう、専門の相談員である医療ソーシャルワーカー（MSW）や、担当相談員が相談を聞いてくれます。安心して治療に専念し療養生活を送れるようにすることが大切です。

※わが国の保険診療を支える仕組みである医療保険制度は、健康保険、船員保険、各種共済、国民健康保険、後期高齢者医療制度の5つに区分されます。健康保険の運営を行う保険者は健康保険組合または全国健康保険協会、国民健康保険の保険者は市町村（東京都の特別区を含む）と国民健康保険組合です（**表9参照**）。

表9　公的機関の問い合わせ先

- **被保険者証に、「○○健康保険組合」、「全国健康保険協会」、「○○共済組合」と書かれていたら**

  ➡記載されている保険者に確認

- **被保険者証に、「○○国民健康保険組合」と書かれていたら**

  ➡記載されている国民健康保険組合に確認

- **被保険者証に、市区町村名が書かれていたら**

  ➡記載されている市区町村の国民健康保険の窓口に確認

- **被保険者証に、「○○後期高齢者医療広域連合」と書かれていたら**

  ➡記載されている後期高齢者医療広域連合に確認

表10　こんな時に病院の相談室に行ってみましょう

- 医療費や療養中の生活費の心配
- 公的医療費助成制度のことを知りたい
- 退院後の療養生活や介護、療養場所が不安
- 介護保険の申請利用方法や在宅介護について知りたい
- リハビリテーションについて知りたい
- 学校や職場に復帰できるかどうか不安

私の 口腔がん体験記

Tさん（現在52歳・男性／ 2006年に口腔がん手術を体験）

3．人生の喜びを、1つ1つ重ねていこう

　私ががん細胞の切除手術を受けてから、13年が過ぎようとしています。退院後の数か月は、経過観察として毎週病院に通いました。それが2週間に1回となり、月1回となり、やがて数か月に1回となり……、今では半年ごとにMRI検査とCT撮影をする程度の通院になりました。今日まで、長かったような、短かったような──。

　患部である下あごは、神経部分が切除されているため、現在も感覚があまりなく、少し痺れている感じがします。また、舌の外側の一部が切除され、歯ぐきの切除部分に縫合されているため、舌の可動範囲が狭いなど、不便だなぁと思うこともあります。でも、今ではなんとなくそれも慣れてしまった感があります。大きな食べ物は噛み切れないという不便さもありますが、小さくしてから食べれば食事も普通に取れます。発音も、他人と会話しても通じないということもありません。「昔の自分とは違うよなぁ」と思う反面、生きていることの喜びや楽しみを味わうことができることを思うと、「今の自分として生きていてよかった」と思います。

　そうそう、少し前から家族と旅行に行くようになりました。楽しい時間を家族と一緒に過ごせたこと、温泉につかって心が休まったこと、そして、また1つすばらしい思い出が増えたことに、感謝の思いしかありません。もしかすると、壮絶な過去がある分、普通の人よりも少し大きく喜びを感じることができているのかもしれません。

　切除した部分を完全に戻すことは、もうできません。過去をなかったことにすることも、不可能です（何度も何度も、過去がなくならないかと思いました）。しかし、前向きに生きていくことは可能です。

　また1つ、また1つと人生の喜びを重ねることが、がんと闘病した過去を軽くしていってくれると信じています。

Part 7

口腔がん治療後の
充実した食生活のために

Chapter 1

治療後の食生活は
どのようにすればよいでしょうか？

解説 川口美喜子（大妻女子大学 家政学部食物学科 教授）

■1 口腔がんの治療後は、食生活上の工夫が必要

　口腔がんの治療法は、ここまで解説してきたように多岐にわたります。治療法によっては、日々の食生活における栄養摂取も影響を受けます。また、病気の告知による心理面から食事の摂取量が減少することもあります。

　「食べること」は、食べ物が口を通過することから始まります。そのため、手術に伴う咀嚼、摂食嚥下機能の低下や、放射線療法に伴う味覚障害、口腔乾燥、口腔粘膜炎などによっておいしく食べられないと、不安に感じたり、「食べられる」という生き甲斐や意欲の低下が生じることもあります。

　また、化学療法による吐き気や食欲不振は、食事摂取量の低下を招き、栄養障害に陥りやすいです。そのため、長期にわたる治療と治療後の生活の中で、栄養状態が著しく低下したり、食べることが苦痛になったり、満足感が低下して食事に不安を抱くことがないように、食生活上の工夫が必要になります。

　治療後の長い生活にとって、食べることは健康な生活を育んでいくために欠かせないことです。食事は知識を得て、意識的に行う必要があります。食事量の減衰は意欲の衰えに直結する一方、口から食べることで心が満たされます。食べ物をうまく選び、調理方法を工夫して、食べることをあきらめないことが大切です。

1）食事の基本

　日々の食事では、主食（ご飯、パン、麺類など、おもに糖質食品の料理）、主菜（肉、魚、卵、大豆製品など、おもにたんぱく質食品の料理）、副菜（野菜、きのこ、海藻など、おもに食物繊維やビタミンなどを含む食品の料理）、

そして果物と乳製品を毎日摂ることを目標にします。

　治療方法に対応した食事内容と栄養摂取の方法を知ることが大切です。

２）注意したいこと

　食べやすい麺類や果物、冷やしトマトなどだけでお腹を満たすことを続けると、エネルギー量が不足し、筋肉量が減少する、便秘などになるなど、体力低下や体調不良になります。体力を回復、維持して社会生活を送り続けるためには、「好きな物を好きな時に食べられるだけ食べる」といった食事にならないようにすることが大事です。

　栄養状態の評価は、実は自分自身でも可能です。体重を計測し、１週間に２％以上の減少が継続する場合は栄養障害に陥る危険性が大きいため、管理栄養士に栄養剤の種類や飲み方を相談し、足りない栄養分を積極的に補いましょう。

◾️2 手術後の食事の工夫

　手術によって、噛む・食べる・飲むといった摂食嚥下の機能が低下した場合には、機能に合わせた食品の選択と調理を工夫します。

１）噛むことが困難な時は「軟らかい食事」

　噛むことが困難な時には、軟らかい食品や素材を使用し、調理方法にも工夫を加えます。たとえば、肉や魚は免疫力や筋力をつけるために大切なたんぱく質を多く含む食品ですが、缶詰やレトルト食品のような調理済みの軟らかい物を利用するといいでしょう。焼き鳥缶、鯖缶、イワシ缶などは便利に使えます。

　卵は家庭でも簡単に作れる温泉卵にします。豆腐は、ペーストにしてポン酢、はちみつ、ジャムなどと混ぜることで、好みの味で食べられます。

　シチューやカレーライスは味が濃く飲み込みやすいだけでなく、エネルギー量もアップすることができます。

２）うまく噛めない、飲み込みにくい時は「あんかけ料理」

　うまく噛めない、飲み込みにくい時は、あんかけ料理にすると食べやす

くなります。くず粉や片栗粉であんを作ります。最近は、冷たいものでも温かいものでも『とろみ』や『ゼリー』にできるとろみ剤やゼリー化剤が市販されています。うまく活用してみましょう。とろみあんの味は、好みで甘酸っぱいもの、出汁の効いたもの、トマトケチャップ味など２〜３種類の味の違うとろみあんを作っておくと、味のバリエーションができて便利です。

じゃがいも、里芋、さつまいも、大根、人参など根菜類は、洋風・和風・中華風に軟らかく調理後、あんかけ料理にするといいでしょう。

肉や魚は、蒸したり、ひき肉やすり身にすることで軟らかく食べやすくなりますが、さらにあんかけにすると飲み込みやすくなります。

おかゆに野菜のペーストやフルーツジュースをミックスすると、とろみのついた飲み物になります。

３）野菜はスムージー、ポタージュにして摂取

野菜は繊維が多く、厚みが薄いために張りついてしまい、噛みにくい、または飲み込みにくいことから不足しがちです。スムージーやポタージュにして野菜を摂取するように心がけましょう。

❸ 放射線療法後の食事の工夫

放射線療法に伴う味覚障害や口腔乾燥、口腔粘膜炎は、個々に出現するのではなく、照射線量が多くなるにつれて症状も重なり、食欲に影響を及ぼします。

口腔粘膜炎は治療中に発症し、治療後１〜２週間程度で改善しますが、他の症状は回復まで時間がかかり、また治癒しない場合もあります。症状のために食事量や栄養量が不足し、体重が大きく減少しないように工夫する必要があります。

１）味覚障害への対応

放射線療法による味覚障害の発症と症状は、照射線量と密接に関連します。味覚障害は治療開始から 40 〜 60 グレイで症状が強くなります。また味覚障害は、唾液分泌量の低下や亜鉛の低下、臭覚障害、心理面からも

大きく影響を受けます。

味覚障害は、個々に違った症状がありますが、症状によって次のように分類されます。

- 味覚減退：味が全体にうすく感じる
- 味覚消失：味がまったくわからない
- 解離性味覚障害：ある特定の味（甘味、塩味など）がわからない
- 自発性異常味覚：何も食べていないのに口が苦い
- 異味症：本来の味と違う味がする（甘い食べ物を塩辛く感じるなど）
- 悪味症：食べ物が何とも表現できないいやな味になる（ゴムの味がする、砂を嚙んでいるような感じがする）

なお、味覚消失では塩味を感じにくくなる方が多いですが、中には甘みを感じない方もいるなど、症状はさまざまです。

味覚の回復時期は、照射終了後30〜120日（平均70日）とされています。味覚が回復するまでの期間は、食べることの楽しみを奪われてしまい、失望する方もいます。

しかし、対処方法はあります。ほとんどの物は味を感じなくても、味を感じる物を見つけることができれば、それは大きな力になります。たとえば、酸味のあるちらし寿司やいなり寿司、トマトケチャップやソースなどの酸味は味覚消失が起こりにくく、味を感じることができます。また、悪味症のために水分がまったく取れない方が、「ほうじ茶の味は飲むことができる」など、感じる味は千差万別です。

味の好みが変化することで、これまでの食体験では好まなかった味から食べられる物を見つけることもあります。たとえば、「塩味は感じないが、なじみのなかった辛い物が食べられた」などの変化もあります。根気よく、味に向き合う気持ちが大切です。

食事の工夫として、口の中に長く溜まらないようにゼリーで包み込む、薄味にして味を感じないで食べられる物にするほか、逆にカレーライスや麻婆豆腐など濃い味を試してみましょう。また、嗅覚を刺激して食べる気持ちを引き出すのも効果的です。ゆずやレモンなど柑橘系、わさび、しそ、バジルなどのハーブを料理に取り入れてみましょう。

2）口腔乾燥への対応

唾液腺が傷害され、唾液分泌量の低下につれて唾液の粘り気が高まった

り、口腔内が乾燥することによって、味覚に影響が生じます。口腔の乾燥と味覚障害を緩和する食事の形態や調理方法、食品の選び方を工夫してみましょう。たとえば、ぱさついた調理は避け、なめらかなゼリーで包んだ料理や、汁が多く飲み込みやすい煮麺などを取り入れると食べやすくなります。あんかけの料理は口当たりがよく食べやすいので、あんかけチャーハン、かに卵丼、あんかけかぶら蒸しなどにチャレンジしてみましょう。

　また、香りは味覚との相乗作用でおいしさを感じさせてくれます。香辛料や香味野菜で香りに変化をつけてみましょう。菜の花、アボガド、キャベツのわさび和え、食前のジンジャエールやレモネードなどは食欲を増強します。

　他にも、天然素材の旨味を引き出した食事もよいでしょう。化学調味料を使わずに、旬の野菜をバターまたはオリーブオイルで炒め牛乳を加えるだけの簡単でも野菜の旨味だけで調理したポタージュは、格段においしく食べることができるでしょう。

❹ 化学療法後の食事の工夫

　補助療法として、術後に化学療法を行う場合がありますが、副作用として味覚障害や食欲不振による体重減少、栄養障害が考えられます。これらを予防するために、できるかぎり口から食事をする工夫をしてみましょう。

　化学療法の副作用による味覚障害は、味覚変化に伴う食欲不振に加え、食べ物のにおいに嫌悪感を抱いたり敏感になったりすることによる食欲低下や吐き気も伴います。そのため、においが立ちにくい温度に調整した料理や、口当たりがよくて飲み込みやすいアイスクリームやフルーツゼリーなどが好まれます。

　少量で食べやすく、いつでも食べられるものを準備して、エネルギー量やたんぱく質量の摂取が連日低下しないようにすることが大切です。一口サンドイッチやサイコロ状のチーズ、だし巻き卵、小魚の酢漬けなどを常備するとよいでしょう。

Chapter 2
口腔がんの治療後におすすめ！簡単でおいしい料理メニュー

解説 川口美喜子（大妻女子大学 家政学部食物学科 教授）

1 おから団子（2人分）

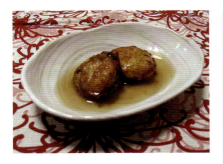

【作り方】
① 野菜はみじん切りにする。豆腐は茹でて水切りする。
② 長芋はすりおろし、卵は溶かしておく。
③ 鶏ひき肉と野菜、おからを炒め、調味料で味をつける。
④ 粗熱を取った③に豆腐、長芋、溶き卵を混ぜ合わせる。
⑤ 揚げ油を熱し、④をスプーンですくって油で揚げる。
⑥ あんかけの材料であんを作り、揚げたおから団子にかける。

【おから団子の材料】
おから……………………60g
鶏ひき肉…………………15g
玉ねぎ、にんじんなど野菜
　………………………45g
サラダ油…………………小さじ1杯
豆腐………………………30g
卵…………………………1個
長芋………………………60g
醤油………………………小さじ2
塩…………………………少々
みりん……………………小さじ1/2杯

【あんかけの材料】
だし………………………60cc
醤油、みりん、塩………適宜
砂糖………………………小さじ1
片栗粉……………………小さじ1

ポイント

おから団子はとても軟らかいので、スプーンですくいながら揚げ油に入れるとよいでしょう。材料は2人分としていますが、小さい団子にすると数がたくさんできます。

123

2 アボガド入り ふわふわお好み焼き（4枚分）

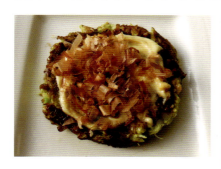

【材料】
アボガド	1/2 個
長芋	100g
むき海老	50 g
キャベツ	100g
卵	1 個
お好み焼きソース	小さじ1
マヨネーズ	小さじ1/2
かつを節	1 g
油	適宜

【作り方】
① 長芋はすり下ろす。アボガドは小さく切ってスプーンの底でつぶしておく。むきエビは小さく刻む。キャベツは千切りにする。
② 材料と卵、白だしを加えて混ぜる。
③ フライパンを暖め油をひいて、材料を流して焼き、仕上がりにお好み焼きソース、マヨネーズとかつを節を飾る。

ポイント
小麦粉を加えるとカロリーもアップし、お好み焼きらしくなります。アボガドは好みですが、味に癖がなく使いやすい食材です。

3 ミルク（牛乳）豆腐（1人分）

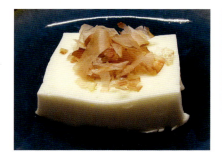

【材料】
くず粉……………………12g
牛乳………………………75cc
生クリーム………………50cc
かつを節…………………0.5g
醤油………………………小さじ1

【作り方】
①くず粉、牛乳、生クリームを鍋に入れて弱火でだまにならないようによく煉る。
②型に入れて、固める。
③皿に盛り、かつを節と醤油をかける。

ポイント

少量で高カロリーを摂取できる、口当たりのよい料理です。だまになりやすいので、弱火で5～6分間練ります。牛乳の量を増やして硬さを調整することもできます。味付けをしないで作り、おかずとしては醤油味や味噌味で提供、おやつとしてはシロップやジャムを添えてもよいでしょう。ミルクのコクは生クリームの量で調整します。

4 天津飯（2人分）

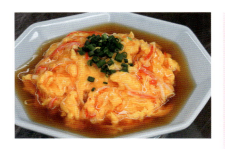

【材料】
ご飯……………………300 g
卵………………………3個
カニ風味かまぼこ…………4本
おろし生姜（または紅ショウガ）
　………………………少々
片栗粉…………………小さじ1
ゴマ油…………………小さじ1
サラダ油………………大さじ1
グリンピース…………大さじ1
中華だし………………適宜
砂糖……………………小さじ1
酒………………………小さじ2

【調味料の材料】
塩………………………適宜
薄口醤油………………小さじ2
オイスターソース……小さじ1
酢………………………適宜
片栗粉…………………小さじ1

【作り方】
① カニ風味かまぼこをほぐし、溶き卵とおろし生姜を加え、混ぜ合わせる。
② グリンピースは熱湯をかけ、水気を切る。
③ 小鍋に調味料を入れて中火にかけ混ぜる。
　仕上げに水溶き片栗粉とごま油を入れてあんを作る。
④ フライパンにサラダ油を入れて中火で熱し、①を入れ手早く混ぜる。半熟状態になったら、火を止め器に盛ったご飯の上に乗せる。
⑤ ③のあんをかけ、グリンピースを散らす。

ポイント
惣菜で販売されているカニ玉を温かいご飯に載せて作ると手間は省けます。

5 生姜の卵スープ（1〜2人分）

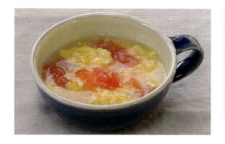

【材料】
- 卵……………………… 1個
- トマト………………… 1個
- 新生姜おろし………… 大さじ1
- 塩……………………… 小さじ1/2
- コショウ……………… 少々
- 水……………………… 300cc

【作り方】
① トマトは一口大に切る。卵を割って、かき混ぜておく。生姜はすりおろす。
② お湯を沸かしトマトを入れ、塩とコショウで味を整える。沸騰させながら卵を少しずつ鍋に流し入れる。
③ すりおろし生姜を加えて、器に盛る。

アレンジ

新生姜を千切りにて、炊飯する時に米の上においで炊きます。香りのよい生姜ご飯ができます。

参考文献・出典一覧

【Part 1 Chapter 1】
- 厚生労働省. 平成 25 年人口動態統計 月報年計（概数）の概況 https://www.mhlw.go.jp/toukei/saikin/hw/jinkou/geppo/nengai13/index.html
- 国立がん研究センターがん対策情報センター. がん登録・統計. https://ganjoho.jp/reg_stat/statistics/stat/summary.html

【Part 1 Chapter 3】
- 国立がん研究センターがん対策情報センター. 科学的根拠に基づくがん予防. https://ganjoho.jp/public/pre_scr/cause_prevention/evidence_based.html

【Part 3 Chapter 1】
- 国立がん研究センター. がん情報サービス 2016 年. 2016 年度 頭頸部癌学会集計結果.
- 日本口腔腫瘍学会，日本口腔外科学会編. 科学的根拠に基づく口腔癌診療ガイドライン 第 3 版. 東京：金原出版，2013.

【Part 3 Chapter 3】
- 2016 年度 頭頸部癌学会 集計結果.

【Part 3 Chapter 4】
- 日本口腔腫瘍学会，日本口腔外科学会編. 科学的根拠に基づく口腔癌診療ガイドライン第 3 版. 東京：金原出版，2013.
- 2013 年度全国がんセンター協議会 集計結果

【Part 3 Chapter 5】
- 日本口腔外科学会，日本口腔腫瘍学会編. 科学的根拠に基づく口腔癌診療ガイドライン. 第 3 版. 東京：金原出版，2013.
- 日本口腔腫瘍学会編. 舌癌、歯肉癌取扱い指針.
- 日本頭頸部癌学会編. 頭頸部癌取扱い規約. 第 6 版. 東京：金原出版，2018.
- 日本頭頸部癌学会. 頭頸部癌診療ガイドライン. 2018 年版. 東京：金原出版, 2018.

【Part 6 Chapter 1】
- 厚生労働省保険局. 高額療養費制度を利用される皆さまへ（平成 30 年 8 月診療分から）. https://www.mhlw.go.jp/content/000333279.pdf

【Part 6 Chapter 2】
- 厚生労働省. 高額療養費制度を利用される皆さまへ. https://www.mhlw.go.jp/stf/seisakunitsuite/bunya/kenkou_iryou/iryouhoken/juuyou/kougakuiryou/index.html

---

患者さんと家族のための よくわかる口腔がん治療

2019 年 8 月 30 日　第 1 版第 1 刷発行

監著　片倉 朗
著　石崎 憲／大久保 真衣／大屋 朋子／戒田 篤志／川口 美喜子／小林 隆太郎／柴原 孝彦／野村 武史／三浦 雅彦／光藤 健司／山城 正司
発行人　畑 めぐみ
発行所　インターアクション株式会社
　　　　東京都武蔵野市境南町 2-13-1-202　電話 070-6563-4151 ／ FAX 042-290-2927
　　　　web http://interaction.jp
印刷・製本　シナノ印刷株式会社

ⓒ 2019　インターアクション株式会社
Printed in Japan
ISBN 978-4-909066-19-0 C3047

禁無断転載・複写
落丁本・乱調本はお取り替えします
定価は表紙に表示しています